SUPERAGERS《スーパーエイジャー》

老化は治療できる

アルバート・アインシュタイン医科大学教授、
長寿遺伝子発見者
ニール・バルジライ・著
トニ・ロビーノ
牛原眞弓・訳

CCCメディアハウス

はじめに

1968年の夏のある日、そよ風がパノラマ通りの木々の葉を揺らすころ、わたしは祖父のドヴといっしょにカルメル山の頂上を目指して歩いていた。そこからはハイファ湾を望むことができる。湾に向かってそびえるのはガリラヤの山々、ナザレ、ゴラン高原だ。

わたしは13歳、祖父は68歳だった。ほぼ毎週土曜日にふたりでこの道を歩きながら、祖父は自分の人生について話して聞かせてくれた。わたしと妹たちはハイファで生まれ育ったし、父もそうだったので、話の大筋はおなじみのものだった。この日祖父は、エルサレムに通じる道に木を植え、ハデラの沼地を干拓した話をした。わたしはそんな祖父に憧れ、なし遂げた偉業や、それに要した努力について語る言葉に熱心に耳を傾けていた。

話を聞くたび、祖父が偉大に思えた。強くて、活動的で、揺るぎない人に。ところが頂上に着いたとき、祖父は苦しそうに息を荒げて身をかがめ、太ももに手を置いて倒れそうになった。わたしはどうしたらいいのかわからず、祖父を見つめたまま立ちすくんだ。祖父がこれほど息を切らすのを見たことがない。こんなに動きが鈍くて太っていて、頭もはげて皺だらけの人が、本当にあの話に出てくる人と同じ人なのだろうか？　木を植えたり、沼地から水を抜いたり、会社を作ったりなんて、どうしてできたんだろう？　そんな人が、なぜこんなふうになってしまうんだろう？

数分後に祖父はまた話しだしたが、そのとき、わたしの人生における大きな疑問の最初のひとつが生まれた。それこそ、結果的にわたしを医学の道へ向かわせ、何十年も悩ませてきた疑問だ。老化はわたしたちを変形させ、作り変え、砕《くだ》き、破壊する。でも、どうしてなのだろう？

わたしは今でもその答えを求めている。そして、あの日の祖父の年齢に近づくにつれて、この探求は新しい意味を持つようになってきた。祖父は心臓発作のため68歳で亡くなったが、この100年で医療が向上したおかげで、同じ年齢で心臓発作を起こした父のデイヴィッドは、3回のバイパス手術を受けて、その後20年生きることができた。さらに予防医療も発達してきたので、わたしは心臓発作を起こさずにすまそうと思っている。

20世紀になるまえは、何千年ものあいだ、ほとんどの人が25～35歳で死亡した。40歳は古老と見なされた。もちろん例外はいつの世にもあって、レオナルド・ダ・ヴィンチやレンブラントのように非常に長生きする人もいた。とはいえ衛生、予防接種、抗生物質、医薬、手術などの進歩によって、男女の平均寿命が60歳まで延びたのは20世紀になってからだ。1900年代の中頃までにヒトの寿命は平均80歳まで延び、そのまま今日に至っている。

だが60歳を過ぎると持病が増えはじめ、多くの人が75歳までに3つの異なる病気や慢性疾患で治療を受けるようになる。だから、人類の未来や生活の質という観点から見れば、加齢性疾《かれいせい》患の発病を予防したり遅らせたりする方法を見つけることが、もっとも重要な課題なのは明らかだ。わたしはこの探求に人生を捧げてきた。それは未来への展望のためだけでなく、過去から学んだことにも理由がある。

イスラエル工科大学で医学を学んでいたころ、わたしは衛生兵かつ看護兵として、もっとも必要とされる場で自分の知識と技術を役立てたいと願っていた。最初の機会がやってきたのは、1979～80年の冬にベトナムがカンボジアに侵攻し、圧政的なポル・ポト政権を打倒して「キリングフィールド（ポル・ポト主導のクメール・ルージュ勢力が行った大量虐殺）」を制圧したときだ。わたしはイスラエル政府の10名の派遣チームのひとりとして、赤十字が支援しているサケーオ難民キャンプで働くため、カンボジアとタイの国境へ向かった。

難民たちの多くはポル・ポト政権下の元兵士で、人類が誕生したときから苦しんできたのと同じ原因で死にかけていた。すなわち感染症、飢餓、暴力的紛争である。わたしたちは何千人もの命を救ったが、ひとり助けるたびに、他の10人余りが死んでいった。

そのような悪夢にもかかわらず、ボランティアたちはみな休むことなく働いた。なかには救世軍の伝道者たちもいて、キャンプのまん中に小さな小屋を建て、子どもたちに飲んだり食べたりさせながら、聖書の話を聞かせていた。このように、それぞれが与えられるかぎりの技術やサービスを提供し、ようやく難民たちをいくらか生き延びさせていた。

それでも、大勢の人が老いる機会もなく死んでいくのを目の当たりにした。そのことが忘れられず、命への深い感謝の念を持つようになった。また、晩年は健康ではなかったものの、祖父がそれほど長く生きられてよかったと思った。そこで、再び疑問がわいてきた。なぜ人は健康なまま長生きできないのだろう?

カンボジアの難民キャンプでは、答えを求めつづける原動力となる教訓も得られた。意外にもその教訓を与えてくれたのは、ある日わたしが物置小屋で供給品を探していたときに、こちらへ近づいてきた3人の僧侶である。彼らは祈るように両手を合わせて挨拶した。

2人の中年の男性は黄色い法衣を着、年かさの男性はオレンジ色の法衣を身につけていた。その年かさの僧侶は流暢な英語を話したが、「シャローム(ユダヤ人の挨拶で、「平安あれ」の意)」などのヘブライ語の言葉を口にしたので、わたしはびっくりした。彼はタナ＝ジャンと名のり、カンボジア、タイ、ラオスを合わせた広域で活動する高僧だという。そして重大な問題について話し合うため、わたしとイスラエルチームのメンバーを寺へ招待したいと言った。

その夜、わたしたち4人とガイドは寺へ向かって、かなり遠い道のりを小型トラックで走った。ようやくガイドがトラックをとめたが、ジャングルへと続く細い道しか見えない。ガイドが自分のあとにぴったりついてくるようにと言い、わたしたちは薄暗いなかを、うっそうと茂る葉をかきわけて進んでいった。ジャングルの鳥や動物たちが立てる鳴き声や物音におびえながら、ガイドにせかされて、やっとのことで開けた場所に着いた。そこには木造の小さな平屋建ての寺があった。

タナ＝ジャンが出迎えて、なかへ招き入れてくれた。部屋は広く、ほとんど何もなかったが、書棚にはさまざまな外国語の辞書、ラテン語の本、イスラム教やキリスト教の本が並んでいた。驚いたことに、ヘブライ語の本やユダヤ教についての本もあった。わたしたちはいっしょに座禅をするよう勧められた。タナ＝ジャンのような瞑想状態には至れなかったものの、わたしは医師として、彼の脈拍数がありえないほど少ないことに感銘を受けた（首にある頸動脈の拍動から脈拍数がわかったのだ）。

座禅のあとでタナ＝ジャンは、「神の選民（イスラエル人のこと）」に自分の悩みについて相談しようと決心したのだと語った。医療に関する質問だろうと思ったが、そうではなかった。救世軍の伝道活動によって、キャンプにいる仏教徒の子どもたちが、飲み物や食べ物というわずかな贈り物でキリスト教に改宗させられることを心配しているのだという。飢えている子どもたちは、自由意志で決めることができないだろう。ユダヤ人のわたしたちなら、キリスト教徒と仏教徒のあいだに入って、彼が災いと見なしている状況を止められると考えたそうだ。

わたしは彼の要求に驚き、うろたえた。そしてふいに、救世軍のエヴァ少佐の善意の働きが正しいのかどうか疑わしく思えてきた。でもその一方で、病人や、愛する者を亡くした人、死に直面している人にとって、信仰がどれほど慰めとなっているかも目にしていた。そこで、キャンプに自分の宗教で礼拝できる場所があれば、心身の健康に役立つかもしれないと考えた。

わたしたちは翌朝キャンプに戻り、赤十字の責任者に交渉した。やがて、救世軍の小屋の横に、仏教徒のための小屋が建てられた。子どもたちはどちらの小屋に入るかを自分で選び、これまでどおり食べ物や飲み物をもらうことができた。すると2つ目の小屋ができてからは、両方の小屋で子どもや難民たちの姿が見られるようになった。

宗教対立が戦争や不幸の原因となってきた中東の出身者であるわたしは、2つの宗教グループ間の平和を手助けすることで、難民たちに最大の貢献ができたように感じた。平和は癒しと回復、そして命をもたらすからだ。

難民キャンプでキリスト教徒と仏教徒の対立を解決した経験は、達成不可能に思えるような目標も可能であり、他の人の助けや多少の幸運があれば、大きなことをなし遂げられるということを教えてくれた。もしこれを知らなかったら、老化の特徴を防いで、老化や加齢性疾患を遅らせることが可能だと証明するための苦しい戦いに、挑もうとは思わなかったかもしれない。

老化生物学の研究を始めたころ、わたしは希望に満ちていたが、その情熱をわかってくれる人はほとんどいなかったし、わたしの目標など達成できないと考える人が多かった。だが初期の研究によって有望なヒントが得られ、10年以内に老化科学という新分野が盛んになった。わたしと同僚たちはさまざまな研究を通して、じつは老化は防げるということを示してきた。今日、わたしたちはこの知識を一般の人々に応用するため、老化の原因に効く新しい治療や薬の研究開発に力を注いでいる。

わたしの探求の旅路は、この発見の進展とともに歩んでいる。そのなかで動物モデルの研究により、ヒトにおける並はずれた長寿のメカニズムを発見した。また、研究からヒトへ適用するまでの時間を短縮するため、さまざまな問題解決の先頭にも立ってきた。老化を防ぐことで一連の加齢性疾患を予防できると証明することも、そのひとつだ。

この研究分野は老化科学者たちの努力によって、短期間のうちに驚くほど変わった。老化は確実に起こるものではなく、他の困難な症状と同じく、現象と考えられるようになってきた。つまり病気のように抑え、改善し、治しさえできるのだ。この目標に向かって、わたしたちはバイオテクノロジー企業やベンチャー事業を起ち上げようとしている。全国的なヒトによる2重盲検試験によって、FDA（アメリカ食品医薬品局）が必要とする証拠や、さらなる治療法、新薬、そして老化を遅らせて健康寿命を延ばせる薬の組み合わせを、できるだけ早く生みだすためだ。

何十年にもわたる直接研究と、以前はバラバラだった研究者が集まって全国や世界規模になった共同プロジェクトのおかげで、ついにこう言えるようになった。もうおわかりのように、老化は終わったのだ。

目次

第2章 なぜ老いるのか Why We Age

第8章

時計を止める Stop the Clock

第9章 明るい未来 Bright Horizons 287

AGE LATER

by Nir Barzilai

Published by arrangement with St. Martin's Publishing Group
through The English Agency (Japan) Ltd.

第1章

１００歳は若い

One Hundred Years Young

こんな小話をご存じだろうか。妻が80歳の夫に尋ねた。「あなた、２階に上がって、愛しあわない？」

「すまないね」と夫は答える。「どっちもムリなんだよ」

近い将来、このオチは使えなくなるだろう。やがて年齢による限界を克服し、90歳以上でも健康でいきいきと暮らせるようになるからだ。年の取り方が劇的に変わる大変革が、目の前に迫っている。ＳＦのように聞こえるかもしれないが、これはたしかに科学だ。正確にはジェロサイエンス（老化科学）と呼ばれるもので、老化と加齢性疾患の関係を調べるという、異分野にまたがる研究分野である。この共同研究は、老化の基本メカニズムを探求する生物学者と、高齢患者の生活の質の向上をめざす老人病専門医の関心を引き、両者の架け橋となった。そしてうれしいことに、未来はじつに明るい。

このような新しい現実が可能なのは、カーン兄弟姉妹（アーヴィング、ヘレン、ピーター、レオノア）のようなセンテナリアン（百寿者）（１００歳以上の人を指すが、本書では１００歳に近い人も含む）たちから学んだおかげである。

この４人は、20世紀の最初の10年間に生まれた。当時の出生時平均余命はたったの40歳だ。彼らは戦争、家族や友人の死、離婚のときも互いに支えあい、孫やひ孫の誕生をともに祝ってきた。

レオノアとヘレンは、ニューヨークで最初にできたガールスカウトに入団。レオノアは成人後に団長となり、50年以上も入団志願者たちを指導した。ヘレンは１９３６年から、雑誌記者として長年働いた。ピーターは映画『風と共に去りぬ』や『オズの魔法使』などに関わった撮影技師である。第２次世界大戦時には、映画監督フランク・キャプラとともに太平洋戦域で従軍写真家を務めた。また、カラー映画技術のひとつであるテクニカラーの発展に尽力し、大手ケーブルテレビ会社ＨＢＯの映像技術者として、81歳で退職するまで働いた。アーヴィングは最初、１９２８年にウォールストリートで働きはじめたが、やがて迎えたのが大恐慌だ。考えられるあらゆることが、彼らの人生を変えてきた。ところが肉体的な意味では、この４人の時間はまるで止まっているかのようだった。

もちろん、彼らは年を取った。だが体の動きや知力、興味、体力の衰えという加齢による変化が、ふつうより何十年も遅いのである。同世代の人たちの2・5倍以上も長生きし、衰えていくどころか、それぞれの人生を謳歌しつづけた。レオノアは90代になっても、環境学習センターでツアーガイドをしていた。１０８歳のアーヴィングは家族経営の投資会社で働きつづけ、いっしょに働く息子や孫をこき使った。ピーターは73歳のときに再婚し、新しい妻と30年以上幸せに暮らした。ヘレンはバドワイザーのビールを飲み、マンハッタンにある博物館や流行りのレストランへ通い、90年以上も喫煙していた。

このように、カーン兄弟たちは並はずれている。しかも、特別なものを食べたり、毎日外で運動したり、水をたくさん飲んだり、昼寝をしたり、その他健康で長生きの秘訣だと思われるようなことは何もしていなかった。健やかな体と鋭敏な頭脳を保つ努力などしなくても、ただ、どういうわけか健康で頭も冴えていた。

多くのセンテナリアンがそうであるように、カーン兄弟たちはただ単に、ふつうの人よりゆっくりと老いていった。つまり実際に老化が遅かった。だが、どうしてなのか？　この疑問について、わたしは20年近く研究してきた。そして今、明るいニュースがある。科学の進歩により、いわゆるサンドイッチ世代（親と子どもの世話をしなくてはならない世代）は過去のものとなるだろう。年老いた両親の介護と育児の両方に振りまわされるのではなく、むしろ健康な両親が孫たちの育児にいきいきと関わってくれるようになる。

アーヴィング・カーンについてはのちほど、次のようなセンテナリアンたちの話とともに詳しく述べよう。

■アーヴィン・アダム、97歳。わたしのおじだが、これほど粘り強い人をわたしは他に知らない。第2次世界大戦中、6つの強制収容所で生き延び、1968年のソビエト連邦侵攻時にチェコスロバキアから亡命した。その後、2017年の大型ハリケーン・ハービーですべてを失ったあとも、すぐに立ち直った。そしてベイラー医科大学を94歳でようやく退職したのち、今でも毎週講義に出席している。

■わたしの妻の祖母フリーダもセンテナリアンで、医学書の記述と合わない人だった。非常に活動的で、人生を楽しみつづけると決めていて、100歳で足首を骨折したときには、車椅子のほうが安全だという主治医の意見を退け、手術を受けると言いはった。

この新しい研究分野は、老化や発病を遅らせるという点で魅力的なだけではない。他にも深い意義がある。たとえば、化学療法や放射線治療を受けた人は早く老化するため、他の病気や二次がんを発症するリスクが高まる。そして、このような治療で助かった子どもは、ふつうの人より若いうちから、高血圧や心臓血管疾患などの加齢性疾患になりやすい。こういう患者には、わたしたちの研究による助力がぜひとも必要だ。

またＨＩＶ（エイズ・ウイルス）感染者も同様である。生き延びるために受ける治療が、ウイルス以上に老化を早めるかもしれない。ＨＩＶ感染者はみな平均して、感染していない人より約10年早く加齢性疾患になる。その他にも、急速な老化を防がなければならない大勢の人たちがいる。身体障碍や回復不能な損傷のためあまり運動ができず、肥満になりやすい人たちである。肥満は老化を早めるからだ。これらの人たちがみな、開発中の新しい治療や薬から恩恵を受けられるようになるだろう。

このように老化の原因の予防は、高齢者だけでなく、いろいろな人の役に立つ。しかも、この新開発がもたらす恩恵は、病気や苦痛の治療だけにとどまらない。地球上や宇宙の新しい未開地への探求においても、きわめて重要になるはずだ。宇宙飛行士が火星へ旅すれば、何年も放射線にさらされる。遺伝子検査や研究でのさまざまな発見により、地球の大気圏を離れる人たちを守る画期的な方法が見つかることだろう。

老化の謎

命のサイクルに死が含まれることは理解できるが、老化となると話が違ってくる。なぜ年とともに衰えるように生物が進化するのだろうか？　視力が落ち、動きにくくなり、体力が衰え、骨がもろくなり、腹に脂肪がつくことに、種としてどんな利点があるというのだろう。わたしは科学者かつ老年学者として、こういう喪失や屈辱が、もはや人生最後の数十年の特徴とはならないと断言しよう。

アメリカ人に何歳まで生きたいかと尋ねると、たいていは79〜100歳のあいだの年齢を答える。ある調査での中央値は90歳だった。しかしこの回答は、これまで目にしてきた老いの結果に左右されたものだ。過去が未来を決定するわけではない。89歳というアメリカ人の希望する平均寿命は、現在の標準にすぎない。健康で自分の能力を保ちつつ100歳以上生きられるようになれば、95歳になってもまだ足りないと感じるようになるだろう。

老いることは成長と同じぐらい当たり前のようだが、よく観察すると、じつは複雑であり、かなり難しい謎だとわかる。そして、これは解決すべき謎である。老化はあらゆる慢性疾患のリスクを非常に高めるからだ。また、どんな種類のがんでも、主要な危険因子は老化であり、糖尿病とアルツハイマー病のおもな原因も老化である。肥満や高コレステロールのような他のリスクで死亡するよりも、老化で死ぬ可能性のほうが100倍から1000倍も大きい。

コレステロールが心臓血管疾患を引き起こすとよく言われるが、そのリスクはたったの3倍である。一方、老化による心臓血管疾患で死亡するリスクは1000倍だ。心臓専門医は、心臓血管疾患は長年にわたるプラーク（血管の内壁に沈着した脂肪やコレステロールの塊）の蓄積によるものだと主張してきた。

しかし20代の患者の病理解剖から、プラークがもっと早くからできはじめることがわかっている。人生前半の40年か50年のうちは、このプラークを処理することができる。プラークはじつは動的なもので、できあがっては消えていく。だが50歳を過ぎると、プラークの蓄積を抑える能力がなくなってくる。蓄積を減らす生物学的作用が衰えるからだ。

ある実験結果によれば、一連の変化や変異によって細胞の消失やがんが発生し、生物は死に至るとされている。また他の結果では、炎症レベルの上昇や酸化的損傷が老化の原因だとされている。さらには、他の細胞を健康に保つ幹細胞を活性化する能力が失われると、老化が始まるという研究結果もある。どの説にも良い点があるが、それだけで十分というものはない。どれもある程度真実であり、すべてがともに働いて老化が進むのである。

ほとんどの慢性疾患が、1つの主要な原因とつながりがある。それは、老化そのものという生物学的現象だ。多くの加齢性疾患には遺伝や環境という素因もあるが、老化が進むと、他の要因だけのときよりも病気のリスクが高まる。

老化は、世界に蔓延する慢性疾患の主要因なのだ。世界保健機関（WHO）は、加齢性疾患が全世界の死亡率の70%の原因であり、アメリカのメディケア（おもに65歳以上の老人を対象とした公的医療保険制度）の医療費の80%を占めると推定している。そのため、WHOのプロジェクトは2030年までに30兆ドル以上を世界経済に課すことになるだろう。アメリカ人の平均寿命は、ウェストヴァージニア州の74・7歳からハワイ州の81・3歳のあいだだが、健康でいられるのは平均して67・7年間にすぎない。だから、健康でいられる期間、つまり健康寿命を延ばす力を早くつけなければならないことに異論を唱える人はいないだろう。

しかし平均健康余命（HALE）から見ると、アメリカはうまくいっているとはいえない。むしろEUや、エイジング・アナリティック・エージェンシー社（長寿のための方策を提供するイギリスの会社）の報告書で格付けされている他の10国より悪く、中国の下の最下位である。300ページに及ぶその報告書によれば、アメリカは先進国のなかで1人当たりの医療費が9892ドルともっとも高いのに、このようにひどい結果だと指摘されている。残念ながら、この数字は2026年まで平均して年5・5％ずつ増加していくと予想されている。もしそうなると、2027年までに医療費は国内総生産の19・4％を占めるようになるだろう。

健康への取りくみ方を根本から変えずに、1つの病気をそのたびに治療するという方法を続ければ、せいぜい1つの病気から別の病気へと交代していくだけだ。さらに悪いことに、加齢性疾患は併発しやすいため身体機能の低下につながる。1つの病気の猛攻をしのいでも、たいていは次の猛攻までの時間稼ぎにすぎない。心臓発作を防ぐためにステントを入れたり、冠状動脈バイパス手術を受けたりした人が、数年後に他の慢性疾患で亡くなったという話を聞いたことがあるだろう。

老化を防ぐのではなく、1つの病気や1つの臓器だけをそのたびに治療するという方法では不十分であり、うまくいくはずがない。わたしが老化について研究を始めた当初の目的は、老化の原因を突きとめることだった。だがこういう背景があるため、今度は反対側から問題に取りくみ、老化を遅らせるものを発見しようと決心したのである。

わたしがこの分野に足を踏み入れたころ、現代老年学の父であり、わたしの師であるジョージ・マーティンのような科学者たちは、おもに早老症の子どもたちの研究によって老化の謎を解こうとしていた。

早老症とは、通常より早く老化するという稀な病気で、実際に患者の生物学的年齢は実年齢よりかなり進んでいる。この研究は大規模なものだったが、その結果では老化の謎の多くは解けなかった。そこで、わたしは早く老いる人を研究するのではなく、センテナリアンを研究しようと考えた。センテナリアンは、年齢から予測されるよりもはるかに健康で若々しく見える幸運な人たちだ。彼らが並はずれているのは、実年齢が容赦なく進んでも、生物学的年齢が何年も進まなかったり、何十年も遅れたりするためである。

センテナリアンの研究をしているとさまざまな疑問が生まれるが、もっとも大きな疑問はこれである。

老化を防いだり、遅らせたりすることは可能だろうか？

答えは、イエスだ。

まだ学ぶべきことはたくさんあるが、可能になる日はもうすぐだと約束しよう。それは、わたしが設立したアルバート・アインシュタイン医科大学老化研究所で研究中のセンテナリアンたちのような「スーパーエイジャー（超高齢者）」の秘密のおかげでもある。彼らは、見かけはそんなふうに見えなくても、あらゆる慢性疾患の発症が遅い。わたしたちは肥満やアルツハイマー病、パーキンソン病、がんなど、何かしらの病気を老いと同時に経験していく。だがスーパーエイジャーたちは70歳になっても、その先まだ約20〜30年間も病気にならずにすむのだ。

われわれの研究チームは、この人たちがきわめて健康で長生きしている理由を見つけようと日夜励んでいる。そして、彼らの秘密をひとつ解明するたびに、その知識をあらゆる人に役立てる方法を探っている。

スーパーエイジャーはなぜ健康なのか？

多くのセンテナリアンは、ほとんど苦もなく１００歳を超える。また、たいていの人が亡くなるまえの５〜８年間は病気を患うのに、センテナリアンは体力も知力もほとんど衰えず、病に臥せるのは亡くなるまえの５〜８か月のみであることが多い。

わたしたちは、被験者のセンテナリアンの多くが、高い確率で心臓血管疾患や、アルツハイマー病、パーキンソン病と診断されるだろうと思っていたが、そうではなかった。ただし、これは重要なことだが、センテナリアンの体が若くないのは明らかだ。彼らの多くに視力や聴力の衰えが見られるし、人より動きが鈍い人もいて、みな関節炎を患っている。だが大きな病気になるのが遅いのである。退職する年齢になっても医者にかからず、医療費もいらなかった。驚くことに、100歳以上の人にかかる医療費は、70代で亡くなる人の30%だ。

DNAとRNAの基礎

DNA（デオキシリボ核酸）は、2重の鎖（別名ポリヌクレオチド）で構成された分子で、生物や多くのウイルスの成長、発達、機能、再生の遺伝命令を運ぶ。

RNA（リボ核酸）は、遺伝子の符号化、解読、制御、発現に欠かせない大きな分子である。

ヌクレオチドは、核酸の構成単位である。

核酸は、あらゆる生物に欠かせない小さな分子である。

遺伝子の発現とは、DNAの遺伝命令が「メッセンジャー」RNA（mRNA）によってタンパク質に転写されるプロセスのことである。

ＤＮＡアルファベットは４つの文字からなり、それぞれがヌクレオチドのタイプを表す。

Ａ　アデニン
Ｃ　シトシン
Ｇ　グアニン
Ｔ　チミン

95歳になっても独立して生活している人たち、すなわちスーパーエイジャーをＤＮＡや他の生物学的要因に基づいて研究することが、だれもがゆっくりと年を取り、健康を維持できるようになる方法を知るのに欠かせない。彼らが特別である原因を見つけることで初めて、老化の真の秘密がわかるだろう。

スーパーエイジャーは、肥満や認知低下、心臓血管疾患、アルツハイマー病、がんなど、同世代を悩ます病気のほとんどをかわし、活動的な生活を維持している。たとえ活動がゆっくりになっても、止まることはない。90代後半を過ぎても、経営者、音楽家、芸術家として成功し、独立して暮らしている。孫の育児を手伝い、世界を旅し、新しいスキルを身につけ、他の人よりもはるかに長く充実した人生を送っている。彼らが衰弱性疾患にかかるのは、人生のずっとあとのほうだ。ときには大半の人より20~30年も遅く、病気の期間もかなり短い。

スーパーエイジャーは人より健康的な生活習慣を持ち、その恩恵にあずかっているのだという仮説を立てたいところだが、そういうわけにはいかない。むしろ、守るべき健康上のルールを破っている人が多いからだ。被験者のセンテナリアンの50％近くが太りすぎや肥満であり、50％近くが喫煙し、適度な運動をしている人も50％に満たない。カーン兄弟姉妹のことを思いだしてほしい。90年以上も喫煙しながら110歳まで生きたヘレンに、わたしは訊いたことがある。

「タバコをやめるようにと言った医者は、ひとりもいなかったんですか？」すると彼女はこう答えた。「もちろん、いましたよ。でも、その先生たち4人とも、もう亡くなったんです」

人口統計学者の推定によれば、ほとんどの人の場合、老化に対する遺伝の影響は約20~25％で、残りは環境によるものだという。しかし、センテナリアンの場合は統計値が大きく変わってくる。遺伝子が老化に75~80％影響し、環境による影響はほんの20％にすぎない。これこそ、センテナリアンの秘密を解明しようと決心した理由だ。そうすれば、センテナリアンと同様の老化防止力を、すべての人に与えられるようになるだろう。

この驚くべき人たちは、医学的な驚異というだけではない。彼らは「余分な年月」の大部分を、しっかりと積極的に生きている。わたしが出会ったセンテナリアンはみな、謙虚であまり話そうとしないものの、興味深い話や宝のような知恵をいくつも持っていた。彼らを見ていると、90歳を超えてもだれもが社会の一員でいられる日がやがて来るだろうと、期待で胸がふくらんでくる。われわれアルバート・アインシュタイン医科大学の研究者たちは、それを近い将来に実現させようと決意しているのだ。

センテナリアンの研究

センテナリアンの長寿の秘密を探るという着想は、期待に満ちたものだったが、研究をどのように企画し実施するかを決めるのは至難の業だった。生存している対照群（対照実験において、調査の対象となる要因を加えない群）がいない人々を、どうやって研究すればいいのか？　また、何を調べればいいのだろう？

1998年に「長寿遺伝子プロジェクト」を始めたとき、センテナリアンが遺伝的に特別である原因について、わたしたちは3つの仮説を立てた。

1つ目は、センテナリアンが完璧なゲノム（生物の細胞の核にあるすべての遺伝情報）を持っているという仮説である。つまり、DNAの遺伝情報の配列になんの変異もエラーも欠陥もないため、最適な形で成長し、老いていけるということだ。２つ目は、センテナリアンがとても健康的な生活習慣と環境で暮らしているという仮説。３つ目の仮説は、センテナリアンも他の人と同じＤＮＡの変異を持っているが、ＤＮＡ配列の別の変異によって悪影響から守られているというものだ。だが、もしそうなら、その防御している変異をどうやって見つければいいのだろう？

変異と多様体

変異とは、染色体ＤＮＡの配列に自然に起きる永続的な変化をいう。変異が起こるのは稀である。病気を引き起こしたり、センテナリアンの健康寿命を延ばしたりする変異は、１００万人に１人ぐらいしか起こらない。

多様体とは、人々にすでに広がった変化のことであり、そのため変異より多く見られる。

老化科学者は、センテナリアンの並はずれた長寿に関与する、稀な多様体（変異）と一般的な多様体について研究している。

個人のＤＮＡに起きる一般的な変化を多様体といい、なかには病気に関与し、発病させるものもある。その多様体が稀なものなら、変異と呼ばれる。多様体も変異も、ゲノム配列内で特定するための一塩基《いちえんき》多型《たけい》（ＳＮＰ）番号が付けられる。

　結果はどうかというと、並はずれた長寿が遺伝することを示す有力なデータが得られた。センテナリアンの両親を持つ人は、そうでない人より10～20倍センテナリアンになりやすく、兄弟姉妹も１００歳まで生きることが多い。このように、並はずれた長寿を遺伝的に研究することは意味があるとわかった。また、１００歳まで生きるのは稀なことなので、センテナリアンのグループ内の遺伝的な違いを見つけるほうが、糖尿病や高血圧などの一般的な病気を持つ人のグループ内で探すより容易である。

　ヒトのゲノム配列が解明されたとき、わたしたちは病気の人と健康な人のあいだに一般的な多様体の違いがないか探したが、ほとんど見つからなかったのでがっかりした。当時の多額な技術費用にもかかわらず、得られた遺伝情報のなかで、一般的な多様体がそれぞれの病気を引き起こしていると説明できるものは５％に満たなかった。これは、ヒトのＤＮＡ全体のうち、体を構成する約３万のタンパク質を作る遺伝子をコード（遺伝暗号を指定すること）している部分はわずかだからだ。そのため多様体の90％は非コード領域にあり、タンパク質の配列をコードしている領域には少ししか現れない。いいかえれば、遺伝子のコード配列のなかよりも、遺伝子のそばや、遺伝子のあいだ、遺伝子のコード配列のあいだなどに、もっと多くの多様体があるということだ。

遺伝子のコード領域の遺伝的多様体を見つけたいという思いはつのったが、当時、研究資金を得られる見込みがないのもわかっていた。遺伝子検査は多額な費用がかかるうえ、品質管理という大きな問題もあったからだ。また偏りなく調べるためにも、資金提供を確実に受けられるような科学研究計画を立てる必要がある。とくに、数十年もまえに亡くなった同世代の人たちと比較できないなかで、センテナリアンの遺伝的な違いを突きとめる方法を考えなければならなかった。

センテナリアンに興味を持った科学者は、わたしが初めてというわけではない。ただ、健康寿命と長寿の真の秘密を探るため、研究者たちを呼び集めて、センテナリアンの生態と遺伝についての研究グループを初めて作ったのは、わたしである。そしてマダム・ジャンヌ・カルマン（人類史上もっとも長生きしたとされるフランス人女性）が１２２歳で亡くなった翌年に、長寿遺伝子プロジェクトを起ち上げた。

マダム・カルマンはちょっとした有名人で、センテナリアンの研究において多くの興味をかきたてた。晩年になっても「若々しい」ことで知られていたからだ。カルマンは１８７５年にフランスのアルルで生まれ、生涯そこで暮らした。アルルはフィンセント・ファン・ゴッホの印象的な絵で有名なところで、カルマンは12歳のときにゴッホと出会っている。21歳でまたいとこと結婚し、フェンシングや水泳、テニス、サイクリング、登山などの運動を楽しみながら豊かな人生を送った。1942年に夫が亡くなったとき、彼女は67歳だったが、それで活力が衰えることはなかった。何十年も夫とともに楽しんできた運動をすべて続けて、100歳になるまで自転車でアルルじゅうを走りまわった。

伝えられるところによると、毎週1キロ近くのチョコレートを食べ、オリーブオイルを愛用していたという。穏やかな心と長生きのための豊かな食生活である。「だから、みんなわたしのことを『カルマン（穏やかな人）』って呼ぶのよ」と彼女はよく言っていた（「カルム」はフランス語で「穏やかな」という意味）。

カルマンが90歳のとき、アンドレ・フランソワ・ラフレーという公証人が彼女のアパートメントを買いたいと申し出た。その契約の条件は、カルマンは亡くなるまで住みつづけることができ、それまで毎月2500フラン受けとるというものだ。すると、カルマンはラフレーより長生きしただけでなく、受けとった金額はアパートメントの価値の2倍以上になった。「生きてたら、ときには損することだってあるでしょ」結局大損をしたラフレーについて、彼女はそう語ったという。カルマンは110歳で介護施設に入るまで、ひとりで暮らしていた。入所後も元気に動いていたが、115歳のときに転んでけがをしてしまった。しかし、その後も頭は冴えたままだった。

人が122歳まで生きることは可能だが、それを実証するのは難しい。わたしが出席した討論会では、マダム・カルマンの年齢についての所見を実証する25件の証拠が発表された。もちろん討論会は徹底して行われた。寿命の最大能力を知ることは、老化研究にとって欠かせないからだ。カルマンの主張する年齢を否定する者もいたが、彼女の年齢を疑っている新聞をよく読むと、たしかな証拠は書かれていなかった。また、１００歳の誕生日に彼女に会った医師が、年より20歳は若く見えると言ったという議論もあった。

しかし、わたしたちはアルバート・アインシュタイン医科大学で、スタンフォード大学医学部皮膚科のアン・チャン准教授と、皮膚の老化に関わる遺伝子について共同研究したことがあり、そのなかでセンテナリアンの皮膚年齢を客観的に評価したところ、平均して実年齢より約24歳も若かった。だから、カルマンが年より若く見えたのは当然である。カルマンがじつは彼女の娘だったという不確かな「陰謀」説もあるが、まず立証できないだろう。1年間でもごまかしきれないのに、20年などなおさらである。

こうして１２２歳を最高齢とみなし、長寿遺伝子プロジェクトでどんなセンテナリアンを研究するべきか、また、そういう人をどうやって見つけるか、わたしは考えはじめた。並はずれた長寿は稀であり遺伝しやすいため、センテナリアンは遺伝子研究にとってわかりやすい表現型となるし、目に見える身体的特徴もある。しかし、大規模な研究のために、近くで十分な人数を見つけようとすると、稀な表現型であることが妨げとなってくる。

わたしたちが研究を始めたとき、センテナリアンは1万人に1人しかいないだろうと考えられていた。今では、股関節やひざ関節の置換術、義肢、ペースメーカーなどによる延命効果のおかげで、その数は1万人に5人に近づいているらしい。完全な「自然現象」による長寿ではないにしても、そこまで長生きするには、やはりなんらかの遺伝的要素があるはずだ。ただ、対象者が増えたのはありがたいが、1万人に5人ではまだかなり少ない。

アイスランド人は遺伝子研究にとって、世界のなかでも最適の研究対象である。アイスランドの人口は50万人以下だし、彼らはみな5人のバイキングの男性と4人のアイルランド人女性の子孫で、それ以外の関連は見られない。そのため、病気の原因となる遺伝子の差異が見つかる可能性は、ニューヨーク市の住民に比べれば、アイスランド人のほうがかなり高い。遺伝的に多様な住民は、研究に不要な遺伝情報を多く持っているので、遺伝的要因を見つけるのが難しいからだ。

だが残念なことに、わたしの研究には、アイスランド人のセンテナリアンよりも大勢のセンテナリアンが必要だった。そのうえアイスランドは、アルバート・アインシュタイン医科大学があるブロンクスから通うには遠すぎる。

近くに何人のセンテナリアンが住んでいるのか知りたくて、わたしは有権者登録所の登録簿を調べた。当時のブロンクスの人口は60万人あまりだったので、その地区で100人足らずのセンテナリアンを集められるだろうと考えていた。ところが驚いたことに、ブロンクスには5000人近いセンテナリアンが住んでいたのだ！

しかしよく見ると、その多くが150歳以上となっている。これは詐偽投票だ、とピンときた。亡くなった人の名前を使って投票する行為は、人の正確な年齢の実証は難しいという例のひとつで、異議申し立てが世界中で行われている。日本人は世界一長生きしている国民だが、なかには両親が亡くなったことを数年間隠して年金をもらいつづけようとする者もいる。だから、日本人の平均寿命は84歳だが、それぞれの申告年齢は必ずしも信用できない。非常に高齢の場合は、とくにそうである。

何度か行き詰まったあと、わたしはアシュケナージ系ユダヤ人（ドイツおよび北欧に居住していたユダヤ人）だけを研究対象にしようと思いついた。この人たちには同質性があるからだ。彼らが驚くほど同一の遺伝的性質を持っているのは、差別、迫害、隔離、近親交配、そして大勢が亡くなった「ボトルネック」時代のあとの人口増加の結果である。このため、彼らのＤＮＡは遺伝病を特定しやすいという利点がある。

遺伝的な近さの例として、この人たちにテイ・サックス病が多いことが挙げられる。米国内のアシュケナージ系ユダヤ人の３・５％がこの病気のキャリア（保因者）だが、それに比べて一般の人では0・33％である。特定の遺伝子変異が両親の一方から受け継がれた場合、病気の因子をもっている子は「ヘテロ接合型」と呼ばれ、症状は出ない。この遺伝子変異を両方の親から受け継いだ場合は「ホモ接合型」となり、テイ・サックス病を発症する。

米国内のアシュケナージ系ユダヤ人の３６００人に１人がこの病気だが、一般の人では32万人に１人である。ヘテロ接合性とホモ接合性をはっきり区別できるという利点があるため、わたしたちはこの病気と寿命の関係を探ることにした。

わたしたちは、アシュケナージ系ユダヤ人が多少とも他よりセンテナリアンになりやすいと思っているわけではない。だが、共通の先祖を持つ人が多いのはわかっている。ミトコンドリアのＤＮＡの遺伝子マーカーによれば、全アシュケナージ系ユダヤ人の40％が４人の女性の子孫である（ミトコンドリアはほとんどの場合、母親からのみ遺伝する）。アイスランド人のように遺伝的に近いので、ＤＮＡの配列に不要な情報が少なく、遺伝的に多様な人々よりも研究がしやすい。

もう1つの理由は、米国内のアシュケナージ系ユダヤ人の社会経済的レベルがだいたい似ていることだ。この国では教育と収入が健康寿命に大きく影響するので、社会経済的レベルは似ているほうがいい。最後に、米国内のアシュケナージ系ユダヤ人のほとんどは、ニューヨーク地区のボストンとワシントンＤ．Ｃ．のあいだに住んでいる。つまり、アイスランドよりずっと研究しやすいのである。

長寿遺伝子プロジェクトの最初の参加者は、知人たちの厚意によるものだった。わたしたちはパスポート、出生証明書、運転免許証で彼らの年齢を確認した。アルバート・アインシュタイン医科大学の内分泌科主任で、わたしをこの大学へ呼びよせたノーマン・フライシャーと妻のエヴァが、１０２歳になる彼女の母親を紹介してくれた。

フライシャーは聡明で博識であり、これまでに出会ったなかで最高の臨床医だ。わたしにとって敬愛する父親代わりのような人である。だから、研究のために最初のセンテナリアンを紹介してくれたのがフライシャーだったのは、とてもうれしいことだった。つぎに、女性医学内分泌学者で有名な教育者のルース・フリーマンが、母親とおばを紹介してくれた。ふたりとも100歳を超えていた。

そのあとは口コミだ。ひとりのセンテナリアンから、もうひとりへとつながっていく。驚いたことに、じつに多くのセンテナリアンがお互いに知り合いだった。そしてカーン兄弟姉妹に出会ってまもなく、わたしたちは世間の注目を浴びはじめた。『ニューヨーク・マガジン』誌にも大きな記事が載り、おかげで参加者が増えだした。人々が電話をかけてきて、親戚や近所の人がセンテナリアンだと教えてくれる。ユダヤ人老人ホームやドロット財団からも紹介を受けた。ドロット財団とは、高齢者を社会的孤立から守り、さまざまなサービスを提供しているすばらしい非営利団体である。

対照群のない研究の計画

研究のための対照群をどう設定するかが、もう1つの難問だった。センテナリアンの同世代の人たちは、たいてい何十年もまえに亡くなっているからだ。研究を始めたころの最初のセンテナリアンは1895年~1910年生まれで、当時は子どものころに病気で大勢が亡くなっため、平均寿命はたったの40歳だった。40歳に達した人でも、平均して60歳余りまでしか生きられなかった。だからセンテナリアンは、対照群となるべき友人たちより40年も長く生きているのである。

対照研究をするには、センテナリアンのDNAと、生まれた時期も環境も同じで、死亡した非血縁者のDNAとを比較しなければならない。墓を掘りかえすわけにもいかないので、別の方法を見つける必要があった。

その方法を探すのと同時に、センテナリアンの血液検体中の何を測定するかも決めなければならなかった。この年齢では、DNA以外のすべてを分析することは間違いにつながりかねない。たとえば、センテナリアンの血液中の何かを測定し、通常より非常に高い値が出たとする。一方ではそれが長寿の原因かもしれないが、他方では、12カ月後に亡くなる可能性が30％もあるので、その高い値は死の予兆かもしれない。

このように考えた結果、センテナリアンだけでなく、それぞれの子もひとりずつ採用することにした。子は長寿遺伝子の半分を受け継いでいるし、センテナリアンの親の外見や性質も持っているからだ。もしセンテナリアンの何かが高い値で測定され、子でも高ければ、おそらく長寿に関係があるだろう。子も調べるもう1つの利点は、長寿の変異を探りだし、次の世代に伝わるようすを追跡できるということだ。しかし、子を採用することにした最大の理由は、親たちの対照群は作れないが、子たちの対照群は作れるからである。

まず、センテナリアンの子の配偶者がアシュケナージ系ユダヤ人で、祖父母が4人ともアシュケナージ系ユダヤ人であれば、その配偶者たちで対照群を作った。対照群である配偶者たちには85歳以上長生きした祖父母がいなかったので、その家系に長寿の傾向はない。配偶者は子と同じ人種で、同じ家やコミュニティーに住み、似たような健康習慣を持っているので、妥当な対照群だとわたしたちは判断した。

次のステップは、調査研究の被験者の人権や福祉を守る施設内倫理委員会（ＩＲＢ）に、わたしたちの研究計画を提出することだ。ＩＲＢには、提案されたすべての調査研究を、被験者も含めて点検する責任がある。そして全研究を承認したり、却下したり、監督したり、変更を求めたりする権限を持っている。わたしたちは研究の提案書をＩＲＢに提出し、センテナリアンとその子どもたちを調査するつもりだと説明した。翌日、提案書がわたしの机に戻され、メモが付けられていた。

「子どもたちについては、方法を変更する必要あり」。だがもちろん、ここで話している子どもというのは、85歳ぐらいの人たちのことだ。そこで、子どもではなく子という言葉を使うほうが誤解されないだろうと考えた。

今では、対照群はセンテナリアンの配偶者より、近所に住むアシュケナージ系ユダヤ人のほうが多い。近隣の人たちを対照群に加えたのは、許可してくれた審査委員たちが、同類交配の影響を案じたからだ。これは結婚相手の選び方のことで、性格や習慣が似ている者同士は予想以上に結ばれやすいといわれている（ただし、任意交配の場合）。肥満の人は肥満の人と結婚しやすく、ベジタリアンはベジタリアンと、喫煙者は喫煙者と結婚しやすい。この傾向は収入や教育のレベルにも見られる。アメリカでは、結婚によって後に抱えるかもしれない多くの健康問題を選びとることになるし、他の国でもある程度はそうだろう。

でもわたしたちとしては、配偶者は同じ環境に住み、同じ習慣や食生活を持つことが多いので（もちろん片方だけが大食漢ということもありえるが）、近隣の人より配偶者のほうが良い対照群になると考えていた。それに、センテナリアンの子の配偶者は、親が長寿だから結婚したわけではない。というのも、子が結婚するとき、親はまだセンテナリアンではないので、そのときには長寿という情報がないからだ。このように反論はしたが、批判をかわすために、配偶者に加えて近隣者も採用することにした。そしてデータによれば、対照群の２つのグループは遺伝的によく似ているのである。

最初のセンテナリアン親子との面会

わたしは最初に採用したセンテナリアンたちに自分で会ってみた。そのときにした質問のひとつは、自分の家系に長生きの人が多いかということだ。すると、そのとおりだった。彼らの多くが、１００歳以上生きた家族がいると答えた。これは、並はずれた長寿はおもに遺伝によるものだというわたしたちの説を裏付けるもので、センテナリアン自身も賛成してくれた。長生きの理由はなんだと思うかと尋ねると、いちばん多い答えは遺伝だった。それを聞いても、わたしたちは驚かなかった。ボストン大学のニューイングランド・センテナリアン研究の責任者トム・パールズや、遺伝学教授のパオラ・セバスチャーニ、その他の研究者が、並はずれた長寿はしばしば遺伝するとすでに証明しているからだ。

わたしはこのセンテナリアンたちとじっくり話したうえで、検査や採血を行った。研究が本格的に始まるまでに、この情報を使ってアンケートを作成した。これはさまざまな研究で用いられたアンケートを基にしたものだが、いくつかの課題について質問を考えなおした。たとえば、同僚や友人たちからさまざまな提案があり、長寿と昼寝に関係があると考える人が非常に多かった。そこで昼寝を質問項目に加えて、次の面会でセンテナリアンに昼寝をするか訊いてみた。

「毎日、午後には昼寝するよ」と、センテナリアンの男性は答えた。

おや、これは当たりかもしれないぞ、とわたしは思った。「去年も毎日昼寝しましたか？」

彼はしばらく考えた。「いや、してないな」

「一昨年はどうですか？」

彼は首を振った。「してないと思うね。よく覚えてないんだ。でも、退職した年に昼寝をしていたのは覚えてるよ」

退職がこの会話の数年前なら、1つのパターンを示すものになったかもしれないが、退職したのは20年もまえだ。だから、センテナリアンが長寿に良い習慣をかつて持っていたとしても、正確にいえば彼らの記憶に頼ることはできない。また、習慣は年とともに変わるかもしれない。だが、センテナリアンとその子に会ったときに収集した検査結果と健康歴なら、たしかに信頼できるはずだ。

センテナリアンと会うことが、ほどなくわたしのおもな仕事になった。祖父母の世代の人たちの話や洞察や知恵は、一日中聞いても飽きなかった。この世代の多くはホロコーストの生き残りで、わたしのおじのアーヴィンも、第2次世界大戦が終わるまでに6つの強制収容所へ送られた。

わたしはまだ幼いころから、おじがしてくれる自身や家族についての話に胸を打たれたものだ。それは、同じく生き残りの母がけっして語ってくれない話だった。この研究の場で、わたしはおじたちと同じ世代で、同じ出来事を経験した人たちの話を聞くことができた。どの人の話にも忘れがたい印象を受けたが、ベンジャミンとわたしとの共通点を見つけたときはとくに感動した。

ベンジャミンは当時104歳、頭が冴えていて、魅力的で、思慮深い人だった。1898年にイスラエルのリション・レジオンという小さな開拓地に生まれた。ロシア系ユダヤ人の入植による、イスラエルで2番目の農場開拓地だ。2002年にニュージャージーで面会したとき、その開拓地はイギリス軍が中東に設置した最大輸送基地サラファンド・アルアマールのそばだと、ベンジャミンは言った。

「サラファンドですって？」わたしは思わず訊いた。

彼はうなずいた。

「わたしは、そこで軍務に就いていたんですよ！」

ベンジャミンはかつてイギリス軍にいたことがあり、わたしもその50年以上後にイスラエル軍にいたのだ。同じ兵舎に住んでいたことさえわかった。ベンジャミンにとって、基地でトラック運転手の仕事ができ、兵舎に住めることは天の恵みだった。わたしにとっても、サラファンドで過ごした歳月は違った意味で天の恵みだった。１９７０年代のイスラエル医療隊にいた3年のあいだに、ただの軍医から指導医、主任医、そして軍の医務部長へと昇進したからだ。50人の兵士とごろ寝する生活から、自分のオフィスや車や秘書を持ち、ヘリコプターで視察する身分になった。３年間で一生分のキャリアを経験したようなものだ。

キッチンテーブルの向かい側でコーヒーを注いでいる男性は、イスラエル建国前から生きていたというだけでなく、ラジオ放送、ペニシリン、飛行機もないときに生まれたのだと、わたしは改めて気がついた。彼が生き延び、ずっと元気だったおかげで、わたしたちの人生は交わることができた。彼は薬剤師、わたしは医師で、ふたりともニューヨーク市郊外に住み、本来の故郷からは遠く離れている。互いに語りあいたいことや、学びあいたいことがどれほど多かったことか。時以外にわたしたちを隔てるものはなかったし、話しているうちに、一世紀の時さえキッチンテーブルの長さにまで縮まった。これだ、とわたしは思った。こんなふうに年を取らなくては。わたしたちみんなが、こういう幸運に恵まれるべきなんだ!

この目標を胸に抱きながら、いよいよ仮説の検証が始まった。

完璧なゲノムを持っている?

高価なヒトゲノム解読作業が期待外れだったため、わたしたちは老化にもっとも関係していると思われる遺伝子の候補を挙げ、それに注目することにした。この「候補遺伝子」リストを作成するため、センテナリアンの家族の血液成分を計測し、体の状態を調べた。遺伝子配列を調べれば、センテナリアンの多様体と、血縁のない対照群の多様体とに違いがあるかどうかがわかる。

センテナリアンは完璧なゲノムを持っているという仮説を検証するため、最初の44人のセンテナリアンの全ゲノム解読を実施した。ひとりひとりのゲノムを形成する約32億個のヌクレオチドの配列を解読したあと、クリンバーというデータベースから情報を得た。

クリンバーとは、さまざまな病気の原因と思われる2万余りの多様体の情報を蓄積した重要なデータベースだ。そのデータは健康な人と病気の人から集められたもので、加齢性疾患などの原因を見つけるのに用いられる。わたしたちが知りたかったのは、センテナリアンに病気だと示すものがあるかどうかだ。そして、ないというのが、わたしたちの仮説だった。

結果は驚くべきものだった。44人のセンテナリアンのゲノムは、完璧にはほど遠かったのである。44人のゲノム内に、パーキンソン病、アルツハイマー病、炎症性疾患（心臓病を含む）、がんなどの加齢性疾患の原因だとクリンバーが特定している多様体が、230以上あった。病気の原因とされているのに発病に至っていない多様体が、ひとりに平均5〜6個見られた。

いちばん驚いたのは、2人のセンテナリアンが、アルツハイマー病のおもな原因とされる多様体（APOE4）を持っていたことだ。医学書によれば、70歳で認知症になり、80歳で死亡するはずなのに、この2人は100歳を超えても生きていて、頭もしっかりしていたのだ！平均して何百万という他の多様体についても調べたが、遺伝的に加齢性疾患と関係のある多様体の数は、センテナリアンも対照群も変わらなかった。

こうして1つ目の仮説が却下されたので、わたしたちは次の仮説へと移った。

センテナリアンと環境の関係

ある100歳の日本人画家が、平均的な退職年齢をとうに過ぎても働いていることについて、新聞のインタビューを受けていた。

「長生きの秘訣はなんですか？」と記者が尋ねる。

画家は絵筆を洗い終えて答える。「さあ、わからないな。でも魚は大好きだよ。1日2回は食べるし、おやじも魚が好きだね」

「え、お父さまが？　いったい、おいくつなんですか？」

「125歳だよ。おやじは魚を1日に3回も食べるんだ。会ってみたいかい？」

「もちろんです。どこにいらっしゃるんですか？」

「じいさんが牛追いをするのを手伝ってるよ」

「お、おじいさまがおられるんですか？　きっと魚を1日4回召しあがるんでしょうね」

「いや、じいさんは魚が大嫌いだよ」

どんなジョークもそうだが、これにも多くの真実がある。何かの原因を突きとめたと思ったとたん、新しい情報が出てきてわからなくなるものだ。生まれか育ちかという論争は今も続いている。わたしはセンテナリアンの長寿を生まれと育ちの両方によるもの、つまり遺伝と環境の共同効果と考えるようになった。親の死亡年齢と子の死亡年齢の関係を調べた研究では、老化の遺伝的影響が寿命の長さを左右するのは20％にすぎず、残りは環境によるらしいことが示された。

とはいえ、この低い数値さえわたしの家族内では当てはまらない。祖父のドウは68歳のときに心臓発作で亡くなった。父のデイヴィッドも同じ年齢で心臓発作を起こしたが、バイパス手術のおかげでその後も20年生きた。だから親子の運命の違いは、老化の差によるものではない(どちらも同じ年齢で心臓発作に見舞われている)。むしろ環境の違いで、この場合は医療行為によるものだ。

一方、子どものころに生き別れた一卵性双生児で、中年期の健康状態も病気もさまざまだった人たちを研究したところ、遺伝が寿命の違いにもたらす影響は25%だったという。つまり、たとえ2型糖尿病のリスクが高い遺伝子を持っていても、適度な運動と健康的な食事をし、ストレスを減らしていれば、発症しないかもしれないのだ。遺伝子による影響と環境による影響の特定は容易ではないが、遺伝子の影響の度合いをよく知るほど、環境から身を守るためのより良い方策を講じることができるだろう。

だがもちろん、並はずれた長寿の人たちの場合は話がまるで違ってくる。他の研究によれば、これほど長生きしている人の場合は、最大80%が遺伝によるものだとされているからだ。しかし、環境がスーパーエイジャーの寿命をどれほど延ばしているかわからなかったので、彼らの生活要因について調べることにした。

研究対象は、95〜109歳で独立して生活している477人のアシュケナージ系ユダヤ人。看護師のビル・グレイナーが身体測定値を集め、生活要因の情報を得るためのアンケートを実施した。彼らには生活習慣について尋ねたうえで、長生きの理由はなんだと思うかと質問した。すると、だいたいにおいて予想外の答えが返ってきた。彼らが答えた理由のトップ10は次のとおりである。

第10位　困っている人を助ける

４７７人のスーパーエイジャーの多くが人生を通して、また１００歳を超えても、人の助けになる仕事やボランティアをしていた。

95歳のファニー・フロインドは、ドロット財団のボランティアとして世代間をつなぐ要となり、高齢者と若者のあいだにお互いに有益な関係を築いている。財団の主催で訪れた学生たちを自宅でもてなし、ホロコースト中に家族が経験したことや、イスラエルのキブツで暮らした話などを語りあうそうだ。

もうひとりのスーパーエイジャー、１０４歳のリリー・（ブラック）・ポートは、『*Access: The Guide to a Better Life for Disabled Americans*（生活ガイド――身体障碍者がよりよく暮らすために）』という本を書いた。これは身体障碍者のための経済情報を伝える最初の本のひとつで、リリーが消費者局の消費者教育主任だったときに著したものだ。彼女はラジオ番組でも消費者問題について教えていた。

そして、アーヴィング・カーンはユダヤ人女性教育財団の名誉理事を務め、高校生の就職を助けるニューヨーク市ジョブ＆キャリアセンターを設立した。

第9位　神や霊的なものへの信仰

多くのスーパーエイジャーが神や霊的なものを健康で長生きの理由として挙げるだろうと、わたしは思いこんでいた。気分はどうですかと訊くと、「元気ですよ、神様のおかげでね」というような答えがよく返ってきたからだ。

ところが、長生きの理由のなかで霊的なものが占める割合は6%にすぎなかった。とはいえ、かなりのスーパーエイジャーが信仰を持っている。ファニーもそのひとりで、いつもシナゴーグ（ユダヤ教の会堂）に通い、宗教的慣習を熱心に守っている。63歳の夫が生きていたときは、シナゴーグでのそれぞれの務めや活動で忙しくて、夜と週末以外はほとんど会えなかったそうだ。

第8位　幸運

幸運が理由のひとつに挙げられたことには驚かないが、これほど高い順位なのは意外だった。97歳で薬剤師かつ科学者であるモートン・ローゾフは、自分の長寿は幸運によるものが大きいと言う。しかもこれは、最初からたいへんな災難を乗り越えてきたスーパーエイジャーの言葉だ。

モートンは生後6週間で肺炎にかかり、医師もあきらめたほどだったが、一命をとりとめた。

それから90数年後、心臓のバイパス手術に耐え、大きな血栓をともなう肺塞栓では、再び医師に見放されたが生還した。「あまり理論的ではないがね」と念を押しながらも、寿命は時の運だと語るとき、多くのスーパーエイジャーの気持ちを代弁しているように思える。ただ、彼にはドロシーという100歳の姉もいるので、幸運以外にも味方するものがあるかもしれない。

第7位　忙しく活動しつづける

男性の47％と女性の43％が、忙しくしているから長生きなのだと答えた。なかには働くことが要因のひとつだという人もいて、男性の20％と女性の8％が、仕事のおかげだと答えた。ハロルド・ラウフマンの人生は、「忙しくすること」という仮説の最強の証拠かもしれない。

98歳で亡くなったハロルドは現代のルネサンス的教養人で、「余分な年月」を活動で満たした。興味があることをリストアップしてもらうと、リストは「すべて」の一言だった。外科医であるだけでなく、優れたイラストレーターかつ画家でもあり、70代に入ると生体工学の仕事を始めた。それからの20年間、はじめの70年と同じように人生に取りくみ、職業と他のあらゆる情熱を両立させながら、「すべて」を探求するために最善を尽くした。

ハロルドと会うたびに、人生との関わり方について語りあうのが、わたしは好きだった。彼が長生きしたのは、その情熱の強さによるのだろうか？　それとも、単に「良い遺伝子」のおかげでこの年月を生き延びたのだろうか？　どちらにしても、ハロルドや他の多くのスーパーエイジャーたちを見ていると、毎日を充実させることが大事だと思わされる。

第6位　禁煙とほどほどの飲酒

喫煙を避けているのが長生きの秘訣だと答えたのは、男性の40％と女性の60％だけだった。姉のヘレンと同じくアーヴィングも長いあいだタバコを吸っていたが、50歳のころ、子どもたちに手本を示すために禁煙したという。そして、タバコを吸わないスーパーエイジャーの配偶者の多くが喫煙しているが、受動喫煙が悪影響を及ぼしているようすはなかった。

たとえば、モートンの妻のアンは54年の結婚生活のあいだずっとタバコを吸いつづけていて、モートンの並はずれた長寿などありえないような状況だった。ところが何十年も受動喫煙にさらされても、モートンにはなんの被害もなかった。

アルコール摂取については、スーパーエイジャーがアルコールの効き目に対してどれほど抵抗力を持っているのかわからない。というのも、毎日酒を飲むのは男性の24％と女性の12％だけだからだ。

第5位　社会や家族の支え

スーパーエイジャーの並はずれた長寿の理由で5番目に多かったのが、社会や家族の支えであり、これにはなるほどと思った。どの被験者も支えてくれる家族が多くいるうえに、社会福祉機関の支援や在宅介護を受けていると答えたからだ。たとえばイーヴリン・エーデルスタインは、優しい3人の息子に5人の孫、2人のひ孫に恵まれ、孫のイエール大学卒業を99歳で見ることができた。また、70代から90代前半の友人もいて、しょっちゅうみんなと会っている。

一方、ファニーもシナゴーグの仲間たちだけでなく、息子やその家族とよく会うという。その声の高ぶりから、孫や7歳のひ孫にＦａｃｅＴｉｍｅ（ビデオ通話のアプリ）で会うのがいちばんの楽しみだとよくわかる。ひ孫はレフという名前の「とってもかわいい坊や」だ。

「ええ、もう最高ですよ。ＦａｃｅＴｉｍｅが楽しみでねえ。だって、レフは本当にかわいいもの」

家族や友人は、スーパーエイジャーにとってこれほど重要である。それ以上のものはないだろう。被験者の多くは、人生でもっとも大切な伴侶や親友にすでに先立たれているのだから。

第4位　ポジティブであること

わたしの妻の祖母フリーダは、若くしてさまざまな苦難に見舞われたが、ゆるぎない楽観主義でそのすべてを切り抜けた。そういうポジティブな態度は、スーパーエイジャーの多くが持つ特徴だ。16歳で家族とともにポーランドからブロンクスへ移ってからの40年間、大勢の移民たちと同じく貧困ラインぎりぎりの生活が続いた。でもついに打ち勝って１０２歳まで生き、そのあいだずっと楽しみを見つけて暮らしてきた。

「どんな困難に出合ったときでも、母に話したら、きっとそのうち良くなるだろうと思えるんだよ」と、フリーダの息子（わたしの義父）ジェリー・ルーベンシュタインは言う。

アーマ・ダニエルも家族とともにヨーロッパからアメリカへ移民してきた人で、同じような心の回復力をはっきりと見せていた。アドルフ・ヒトラーによるユダヤ人迫害を受けてドイツから逃亡した彼女の家族は、感謝と楽観主義で人生をやり直そうと、あえて決心した。

「わたしたちにとっては、すばらしい出発でしたよ」彼女は微笑みながら言い、その微笑みはいつまでも消えなかった。１００歳を超えても、自分の人生に感謝して楽しんでいた（亡くなったのは１０６歳）。「こんなに年を取っても体がちゃんと使えるなんて、素敵なことでしょ」と、彼女は言った。

この研究では、スーパーエイジャーの19％が、このようにポジティブな世界観や人生観が長生きの理由だろうと答えた。

第3位　運動

被験者のスーパーエイジャーのうち、栄養に気をつけている人はあまりいなかったので（第2位参照）、十分な運動が違いを生むのかもしれないとわたしは考えた。ところが、運動が長寿の一因だと考える人は、たった20％（女性より男性が多数）だった。また、運動が長生きの理由として3番目に多かったものの、彼らの生活歴を見ると、たいして運動していない人が多かった。フリーダがその代表例だ。「運動が体にいいなんて、母は信じてなかったね」と息子のジェリーは言う。それでもフリーダは、自分の父親と同じく１０２歳まで生きた。

もちろん、ジェリーのような例外もある。ジェリーはセンテナリアンの子なので、やはり被験者になっている。89歳にして、毎日テニスのシングルスの試合を2セット行い、とても頑健そうだ。また、リリーは家の階段を65回上り下りするのを日課にしている。階段といえば、最近ペルーのマチュ・ピチュを訪れて、３０００余りの階段を上ったそうだ。そのうえジムに通って、しょっちゅうルームランナーで歩いたり、サイクリングマシンに乗ったり、ウェイトトレーニングをしたり、太極拳を習ったりしている。

「活動的じゃないとね。体操して、歩いて、そう、たくさん歩かなくちゃだめよ」健康で長生きの秘訣を訊かれると、彼女はそう答えた。「それから、スキーに、自転車に……」リストは延々と続く。

第2位　食生活

この回答にわたしは驚いた。スーパーエイジャーの食事には、肉の脂身や、シュマルツ（鶏の脂肪を精製した油）や、お菓子が多いからだ。それどころか、アンケートを実施した経験豊かな看護師についての唯一の苦情は、スーパーエイジャーが面会のために作ってきた高脂肪のケーキを看護師が受けとらないというものだった。わたしは電話でよくこう言われたものだ。「看護師さんはいい人ですよ。でも、わたしが焼いたケーキをどうして食べようとしないの？」わたしは看護師に、食べ物のプレゼントは全部受けとるように、そのあとすぐ人にあげてもいいからと頼んだ。すると、もう苦情はこなくなった。

ただ全体としてはそうだったが、リリーのように違う例もある。彼女は食事についてとてもまじめに考えていた。「わたしは好きなだけ食べたりしませんよ。それに、脂肪の多いものは食べないようにしているんです」とリリー。

彼女によれば、それは生涯にわたる習慣で、高齢になってから身につけたものではないという。16歳のとき、リリーは太りすぎてしまったと気づき、クッキー断ちをして約14キロやせたそうだ。一生にわたる写真を見たところ、ずっとクッキーは食べなかったらしい。

第1位　良い遺伝子

スーパーエイジャーが自分でコントロールでき、実際にコントロールしている要因、つまり外的要因のすべてが長寿に関与しているのかもしれない。それでも彼らは、寿命を決める最大の要因は遺伝子だと信じている。そしてもちろん、わたしも賛成だ。並はずれた長寿は家系に伝わりやすいことを思いだしてほしい。これは、どれほど環境や生活習慣に気をつけても、その寿命まで手が届くだけだということをはっきり示している。第2章では、並はずれた長寿の人々に見られる顕著な遺伝的類似性を探っていこう。

言うこととやることは別

センテナリアンが考えている長生きの理由がわかったので、その意見を検査結果や健康歴と比べて考察することができた。すると、そこでまたもや驚いた。スーパーエイジャーたちが健康で長生きなのは、健康的な習慣によるのではないということが、生活要因調査の結果で明らかになったのだ。長生きの秘訣は食生活や運動だと答えた人が多かったのに、ほとんどの人が調査時点でそのような生活はしていないし、若いころにもしていなかった。

国民健康栄養調査（ＮＨＡＮＥＳ－Ｉ）によれば、センテナリアンの体格指数（ＢＭＩ）は全国平均と似たようなものだが、ほぼ半数が人生の大半で太りすぎか、もしくは肥満でさえあった。男性の60％と女性の30％は35年以上もヘビースモーカーで、20％は人生の大半で毎日飲酒していた。また生涯にわたって運動してきた人は半数に満たず、男性の43％と女性の47％だけだ。カロリー摂取を控えている人はさらに少なくて、男性の21％と女性の27％。野菜中心の食事が健康と長寿に良いとよくいわれるが、この調査では、ベジタリアンのスーパーエイジャーは３％未満だった。

健康的な生活と長生きの関係はその程度なのだ！　驚いたことに、被験者の生活習慣は対照群とたいして違わないか、ときにはもっと悪い。つまり、並はずれて長生きの人たちは概ね、ふつうの人より健康的な習慣を持っているわけではないことがはっきりした。

この研究を終えて得られた重要な結論は、３つ目の仮説が正しいということだ。スーパーエイジャーは、ふつうの人にはない遺伝的差異によって守られているのである。ところが、２０１０年にこの研究結果が発表されると、マスコミが不正確な解釈を加えてしまった。全国ネットのニュース番組でインタビューを受けるわたしを見た多くの人も、やはりそうだった。

インタビューのあとまもなく、喫茶店で中年の男性に呼びとめられた。インタビューを見たので、わたしの顔がわかったらしい。「あなたのおかげで人生が変わりましたよ」と彼は言った。

「インタビューを見たとき、ジムにいたんですがね。祖母が１００歳だから、わたしはもう運動なんかしなくていいんですよ」

事態はさらに悪化する。テレビ番組『ザ・トゥナイト・ショー』の当時の司会者ジェイ・レノはこう言った。

「アルバート・アインシュタイン医科大学、ええと、どこにあるか知りませんが、そこの科学者たちが言うには、長生きの秘訣は食べて、飲んで、運動しないことだそうです……まあ、どうせ死ぬんだから、気にするなってことですね」

もちろん、わたしたちの発見はセンテナリアンにしか当てはまらない。インタビューのたびに必ずそう説明したのに、だれもその部分は聞きたがらなかった。また、たとえ長寿遺伝子を受け継いでいても、健康的な食事と定期的な運動をするようにとしっかり勧めたのだ。皮肉なことに、マスコミはこの研究を取りあげて大はしゃぎしながら、もっとも意義深い発見を無視してしまった。本当のニュースは、何かがセンテナリアンを守っているに違いないとわかったことなのだ。彼らを傷つけるのではなく、助けている未発見の遺伝子変化。こんなにもそれぞれ違う人たちを、他の人より長く健康に生かしているもの。

じつは、わたしたちはすでにこの防御機能のいくつかを特定し、それを病気治療に用いる研究を進めている（これについては第2章で詳しく説明しよう）。センテナリアンのすばらしい遺伝子構造についてのこの発見は、老化の謎を解き、健康で長生きする方法を知る最初の鍵となった。それまでに研究は5年かかっていて、これが最初の大成功だった。

第2章

なぜ老いるのか

Why We Age

年に一度の健康診断で、92歳の男性が医師に尋ねた。

「先生、わたしは100歳まで生きられますか？　酒は飲まないし、タバコも吸わないし、脂っこいものも食べないし、セックスもあまりしないんですが」

すると医師は言った。「おやおや、じゃあ、どうして100歳まで生きたいんですか？」

長寿と老化の生物学的作用の研究により、老化のしかたや原因について驚くほど有望な発見がされるようになった。さらに重要なのは、老化を遅く、ゆるやかにする方法についてもわかってきたことだ。老化科学者によるさまざまな新発見のおかげで、ゴールデンイヤー（老後）が本当に黄金となる未来が近づいている。

分子遺伝学と内分泌学の医師として、わたしは高齢者を悩ませる健康上の問題には詳しいが、長寿を生物学的に深く考えるようになったのは、妻の祖母フリーダに会ってからだった。高齢になったときのフリーダの元気さは、20歳年下の人たちとまったく対照的だったので、不思議に思わずにはいられなかった。いったい老いとはなんなのだろう?

わたしたちの体、内臓、そして細胞さえ、物理法則（熱力学第2法則）どおりに衰えていくことはだれもが知っている。電化製品のように、物理的な物体は時間とともに壊れていく。また、食べ物や飲み物、運動や喫煙、睡眠の質といった環境因子が、老化を早めたり遅らせたりすることもわかっている。その根本的原因については興味深い説がいろいろある。

論争の的になっている説のひとつは、老化はプログラムされているというもので、細胞が生体信号を受けとることによって、衰えて死ぬときを知るのだという。ゴードン会議（科学分野で歴史と権威のある研究会議）で加齢についてのイベントがあったとき、わたしはこの説が真実かどうかという討論会の司会を務めた。

わたしたちの体は老化するようプログラムされているのだろうか。もしそうなら、そのプログラムを無効にすることはできるのだろうか。いつもは討論をあおる同僚たちでさえ、老化という屈辱は避けられないという考えを擁護する気にはなれないらしく、ずいぶんおとなしかった。

すると韓国の科学者ホング・ギル・ナムが明快なデータを示し、木の葉は老化するようプログラムされていると語った。木の葉の老化は、消耗や外的な環境因子によるものではなく、木自身が葉に信号を送って紅葉させ、枯れさせ、枝から落葉させているのだという。彼が結論を述べたあと、部屋中がしんと静まりかえったことを今でも覚えている。これは人間にとって、どういう意味があるのだろう？　わたしたちも衰えるようにプログラムされているのだろうか。そう考えると不安になった。

だがよく考えると、葉が死ぬようにプログラムされていても、木そのものは死なないので、わたしたちも同様だと気がついた。人間の細胞はストレスや加齢に反応し、プログラムによって死ぬことがあるし（アポトーシス［細胞自然死］として知られている）、分裂しなくなることもあるが、たとえ細胞がダメージを受けて修復できなくても、それがわたしたちの死をプログラムしていることにはならない。

アルバート・アインシュタイン医科大学のジャン・ヴィジは、ロチェスター大学のヴェラ・ゴルブノヴァや、ミネソタ大学のローラ・ニーダンホーファーとポール・ロビンズたちとの共同研究で、人間は他の種よりも、加齢とともに多くの細胞が変異することを示した。ゲノム不安定性、すなわち変異がよく起こることは老化の特徴である。

さらにこの研究チームにより、変異が累積していく原因のひとつは、修復機能が次第に低下していくことだとわかった。修復機能が低下すると、細胞が死んだり分裂しなくなったりするため、内臓は小さくなっていく。修復機能がなくなれば、細胞ががん化することもある。

少なくとも問題の一端はミトコンドリアにあり、ミトコンドリアの数と機能は加齢とともに減少する。ミトコンドリアはフリーラジカル（遊離基）（不対電子をもつ不安定な物質）によるダメージを受けやすく、そのダメージを自身のDNAに蓄積する。これがおもな原因となってエネルギー生成が減少し、アポトーシスを引き起こすと考えられている。ミトコンドリア機能障害は、心臓病、腎臓病、肝臓病、胃腸病など、さまざまな健康上のリスクと関係がある。またミトコンドリアの数と機能の減少は、視力、聴力、皮膚の衰えにつながる。さらにミトコンドリアの機能が低下すると、肥満や糖尿病などのおもな代謝異常を引き起こす。

アシュケナージ系ユダヤ人を対象にした最初の研究では、センテナリアンのミトコンドリア亜型と対照群のミトコンドリア亜型のあいだに違いはなかった。ところがカリフォルニア工科大学のジョセフ・アターディーは先日、イタリア人のセンテナリアンには他のイタリア人より多くのミトコンドリア変異があることに気づいた。これに触発されて、わたしたちの被験者をもっと詳しく分析することにした。

すると、イタリア人センテナリアンのような遺伝的所見は確認できなかったが、別の変異が加齢とともに明らかに増えていることがわかった。その変異は遺伝ではなく、発生初期に偶然起こったものだ。この発見で、ミトコンドリアに関する新しい老化の生物学的作用に注意を向けるようになった。それについては第5章で述べよう。

進化は何十億年にわたり、多くの試練のなかで試行錯誤しながら、わたしたちの体の仕組みを改良してきた。だから科学者は何かを発見すると、まずこう考える。「なぜこんなふうに進化したのだろう？」

進化は繁殖することを優先する。それが、生殖後に老化が急に進む理由かもしれない。男性は70歳を超えてもたしかに生殖可能だが、大半の男性が父親になるのは20代だ。いったんDNAを子どもたちに伝えたら、どんなに長生きしようと、年を重ねる能力の進化に父親は貢献できない。ただ、そのことでじつに興味深い仮説がある。

生物学と社会学の組み合わせを基にした「祖父母仮説」によれば、孤児（両親が老化に耐える回復力を持たず、若くして死亡した場合が多い）は、両親や祖父母に育てられた人のようには成功できないという。高齢まで生き延びた祖父母は回復力があるため、富や知恵を蓄積する時間があり、より多くの子どもや孫に恵まれる。つまり進化論的にいえば、祖父母にうまく年を取らせたDNAには、次世代を生き延びさせて強くする効果があったことになる。これは世にあるさまざまな正しい老化説の一例だが、他にも多くの説があることも覚えておいてほしい。

老化の説明でわたしが気に入っているのは「拮抗的多面発現説」だ。これは、若いときに生殖に必要だった生物資源が、高齢になると体を傷つけるようになるという説である。1957年にジョージ・C・ウィリアムズが提唱したこの仮説によれば、急速な老化はより多く生殖するための代価だという。

たとえば細胞膜を作るにはコレステロールが必要だが、これは生殖にも関係があり、コレステロール値の高い人のほうが生殖に成功しやすい。ところが子どもが生まれたあとは、このコレステロールがやがてその人をむしばみ、血管を傷つけ、心臓病や発作のリスクを高める可能性がある。とはいえ、コレステロールは細胞膜を作ったり、脳の機能を健康に保ったりするのに一生必要なものだ。

それでも科学者たちは、この説を裏付けるような、自然界における寿命と生殖の交換の例をたくさん発見した。さまざまな動物で多くの調査研究を行ったところ、生殖に成功した動物は、生殖を妨げられた動物ほど長生きできなかった。また、子がもっとも多い動物が真っ先に死んだ。これを見ると、生殖と寿命の交換があるように思えるが、この証拠では決定的とはいえない。たとえば、ミバエは生殖数が増えると寿命が延びるという研究結果もあるからだ。

遺伝子型

遺伝子型とは、遺伝子配列における変化のことである（多様体またはＳＮＰ（一塩基多型）としても知られている）。赤毛のような特徴や、糖尿病のような病気と関係がある場合に重要となる。

長寿遺伝子プロジェクトが始まったときにも、生殖と寿命の交換という説にみんなが興味を抱いた。わたしも冗談まじりに、ヒトの場合は子どもを産むより育てるほうが寿命との交換になるかもしれないぞ、などと言ったものだ。

内分泌学者で遺伝学者、そしてバイオテクノロジー企業リジェネロン・ファーマシューティカルズの副社長でもあるアラン・シュルディナーが行った研究によると、アーミッシュの両親は子どもが多いほど（最高13人）、長生きしていることがわかった。友人で同僚のアランがアーミッシュの遺伝研究を行ったのは、アーミッシュには200～300人の創始者しかいないからだ。このような社会では、子どもが多いほど老後に面倒を見てもらえる。つまりこの結果は社会的なものだと説明できるだろう。

わたしたちは既往歴の調査でセンテナリアンの子と対照群の人たちに、両親には何人子どもがいたかと質問した。するとセンテナリアンは、平均寿命までしか生きなかった同世代の人より出産が遅かったうえに、子どもがとても少ないことがわかった。男性も女性も概ね、平均より1・5～1人少なかった。長寿の遺伝子型を持つセンテナリアンに子どもが少ないため、その遺伝子型を持つ人の数が世代ごとに減ってきたのかもしれない。出生率には収入、教育、その他の要因が影響するが、被験者のセンテナリアンの場合、収入や教育のレベルはそれほど違いがなく同じようなものだ。また、効果的な避妊法もなかったので、長寿遺伝子を減らそうとする大きな進化的圧力があるように思える。

　こう考えると、旧約聖書やユダヤ教のトーラーに記されている、アブラハム（ユダヤ人の先祖）の１７５歳とモーセ（ユダヤ人の指導者）の１２０歳という寿命は真実だった可能性がある。９６９歳まで生きたとされるメトシェラ（聖書中でもっとも長寿の人物）や、９５０歳まで生きたとされるノア（ノアの箱舟で有名な、大洪水を生き延びた人物）については言うまでもない。おそらく、並はずれて長寿な人々の生殖率が低いせいで、わたしたちは長寿遺伝子を失っていくのだろう（アブラハムには２人の息子しかいなかったし、そのうちの１人が生まれたのは彼が１００歳のときだった）（ただし、アブラハムは妻サラの死後に再婚し、さらに6人の子をもうけた）。

　また、女性の寿命と閉経の年齢に関係があるかどうかも気になった。そこで机の上に山積みされた調査結果を見ていくと、女性のセンテナリアンのほぼ全員がちょうど50歳で閉経を迎えていることに気づいた。まさか、これはありえない！　偶然にしては多すぎるので、調査をした看護師のビルに電話して、女性の多くがぴったり50歳で閉経した理由について、何か思い当たることはないかと尋ねた。

「あのう、それなんですが、いつ生理が止まったか質問しても、ほとんどの人が覚えてないんですよ」とビルは言った。「それで、『50歳ですか？』と訊いてみました。そしたらみんな、『そうね、50歳よ』って答えたんです」

　わたしたちは大笑いした。だがこれは、調査研究の質問は標準化して一定の方法で尋ねる必要があるという格好の例である。このあと、本格的に重要な質問を始めたときには、そうするよう気をつけた。

最近の学説

センテナリアンについて研究していると人に話すと、よく訊かれるのが「100歳まで生きたかったら、ブルーゾーンに移住したほうがいいですか?」という質問だ。

「ブルーゾーン」とは、世界でもっとも長生きの人々が住む場所のことで、『ナショナルジオグラフィック』誌のフェロー会員ダン・ビュートナーが名付けたものである。彼が見つけたのは、カリフォルニアのロマリンダ、ギリシャのイカリア島、日本の沖縄、コスタリカのニコヤ、イタリアのサルディーニャである。彼はそこの住民たちの共通点を探して、どんなライフスタイルや背景が最長寿の原因になっているのか知ろうとした。これらの土地は他よりセンテナリアンの平均人数が多いとはかぎらないが、住民は平均して長生きで健康寿命も長い。ビュートナーはブルーゾーンの住民に共通する9つの特徴を見つけた。

1 毎日、適度な運動をしている。

2 人生の目的がはっきりしている。

3 毎日、神聖な儀式を行ってストレスを緩和している。
4 毎日、適度なカロリーを摂取している。
5 比較的多くの野菜、葉野菜、イモ、豆、木の実を食べている。
6 アルコールは適度に飲むか、まったく飲まない。
7 霊的または宗教的慣習に従っている。
8 家族で仲よく、いきいきと暮らしている。
9 親しく献身的な友人がいて、支えあいの集まりにいつも参加している。

どの共通点も長い健康寿命や長寿に役立っているだろうが、もっとも目立つ共通点は遺伝的特質だとわたしは思う。たとえばサルディーニャには、互いに近在する3つの村があり、そこには100歳の男性住民たちがいる。だが、まわりにある多くの小さな村は、同じ気候で同じ木々が生え、何もかもそっくりな環境なのに、住民の平均寿命は長くない。

イカリア島でも同じような状況だ。この島には近隣の島々より多くのセンテナリアンがいるが、気候も植物も動物も同じである。ブルーゾーンでは遺伝子と環境の相互作用が見られるかもしれないが、住民の遺伝について研究しないかぎり、長寿の原因が環境なのか、遺伝子なのか、もしくは遺伝子と環境の相互作用なのかわからない。

ブルーゾーンはすばらしいところだし、ブルーゾーンに住むことで寿命や健康寿命が延びるかもしれないと思うのももっともだろう。ただ、センテナリアンはどこに住んでいようと、たいていは独特な遺伝子を持っている。ブルーゾーンに住む人がだれでも100歳まで生きられるわけではないことを、心に留めておかなければならない。

このように、ブルーゾーンの住民が長寿である根本的原因について、結論はまだ出ていない。

一方、注目されてニュースになった長寿の話題が他にもある。『細胞から若返る！　テロメア・エフェクト　健康長寿のための最強プログラム』（エリッサ・エペル共著／NHK出版）の共著者エリザベス・H・ブラックバーン博士は、テロメアの分子的性質の発見と、「テロメラーゼ」という酵素の共同発見によりノーベル生理学・医学賞を授与された。

テロメアとは染色体の末端にあるDNAの延長のことで、遺伝情報はなく、ちょうど靴紐の先っぽのように染色体を小さくまとめて守るものである。テロメアは加齢とともに短くなっていく。そしてブラックバーンたちの仮説によると、テロメアが短くなることで老化が進むのだという。アルバート・アインシュタイン医科大学における研究では、センテナリアンが85歳の人より長いテロメアを持っていることがわかっていた。そして、センテナリアンの子のテロメアも対照群より長かった。

ブラックバーンは、注目を浴びていたわたしたちの研究によく言及した。おもな機能はわからないものの、テロメラーゼの遺伝子にいくつかの変化があることを示していたからだ。テロメアが長いほど長生きできるという説を裏付けるように見えたのだろう。

しかし、この結果をもっと理解するには長期間の研究が必要である。というのも、85歳で平均より長いテロメアを持つ人は、生まれたときから長いテロメアを持っていたのか、それとも他の人より短くなるのが遅かったのかわからないからだ。もしかしたら、被験者のセンテナリアンはふつうの人と同じ長さのテロメアを持って生まれ、生涯にわたってそれほど短くならなかったのかもしれない。もしくは、センテナリアンのテロメアは生まれたときからふつうの人より長いのかもしれない。

さらに研究が進めば、老化が遅い人のテロメアが長いのは、生まれつきテロメアが長いからなのか、テロメアの「消耗」が少ないからなのか、わかるようになるだろう。このように、テロメアが長ければ健康を期待できるかもしれないが、それが長寿の原因だとはいえない。

アルバート・アインシュタイン医科大学のわたしの隣の研究室では、ロン・デピーニョ博士が、テロメアの長さを伸ばす酵素のテロメラーゼを無力化することで、テロメアを短くしたマウスの研究を行っている。第1世代のマウスは、操作されていないマウスの老化とたいして変わらなかった。

その一方で、テロメラーゼの過剰発現でテロメアを長くすると、たいていがんが発生する。ブラックバーンは何千人もの血液中のテロメアを慎重に計測した結果、テロメアがもっとも短い人は心臓病のリスクがあり、もっとも長い人はがんのリスクがあることを示した。

おもしろいことに、マウスのテロメアはヒトのテロメアよりずっと長い。ロンは、うちのマウスは年を取らないんだ、いちばん短いテロメアでも人間のより長いんだから、などと言う。世代にわたってテロメアが短くなっていくように操作すると、マウスはたしかに早く老化する。しかし問題は、マウスは人間と同じように老化するものの、人間より長いテロメアを持っているのに、ずっと短い期間で老化して約3年で死んでしまうことだ。つまりテロメアは、動物やヒトにとって老化のおもな要因ではないのである。

このように、センテナリアンやその子が健康なのは長いテロメアのおかげだとしても、大半の人は平均的な長さのテロメアを持つのが最適だといえる。また、テロメアはストレスによってあっという間に短くなり、祈りや瞑想によって長くなる。つまり概ね短くなるとしても、柔軟に長さを変えられるということだ。だから、長さを測っても予測には役立たない。

老化についての最新の学説のひとつで、わたしが気に入っているものは、友人のデビッド・シンクレアが著書『LIFESPAN（ライフスパン）老いなき世界』（マシュー・D・ラプラント共著／東洋経済新報社）のなかで発表したものだ。この老化の情報説によれば、人が年を取って病気にかかりやすくなるのは、細胞が情報を失うためだという。DNAは情報をデジタル形式で保存しているが、細胞はアナログ形式なので、DNA配列における遺伝子の機能を変調させる可能性がある。デビッドはCDプレーヤーを例えにしてこの説を説明している（わたしたちのような高齢者にはレコードプレーヤーのほうがいいかもしれない）。

デジタル情報は「歌」で、ディスク表面の傷が、DNAに蓄積された老化の影響を表す。別の考え方をすれば、長寿遺伝子を含むＤＮＡはハードウェアで、エピジェネティクス（後成遺伝学）（ＤＮＡ塩基配列の変化なしに、後天的作用により遺伝子発現の変化が続く現象、およびその学問）はソフトウェアである。

ここで問いたいのは、その傷をどうやって取り除くかだ。デジタル情報の変化の観察や実験によって、老化のメカニズムがわかってくる。アナログ情報は環境との相互作用によってつねに変化している。ある細胞にそれが肝細胞や有毛細胞だと伝えるのは、後成的な情報である。年を取ると、後成的メカニズムが情報を取り違えるため、細胞は混乱するようになる。そのため脂肪細胞が肝臓に現れるようになったり、皮膚細胞のかわりに有毛細胞が増えたりする。後者の例としてよく見られるのが、高齢者の耳など、以前はなかったところに毛が生えてくることだ。

メチル化とは後成的な作用である。とくに、ＤＮＡと「メチル基」という有機化合物とのあいだに起きる化学反応のことで、遺伝子を活性化したり、不活性化したりする。体のあらゆる細胞は同じ染色体を持っているが、各細胞のすべての遺伝子を使う必要はない。メチル化によってどのような細胞が形成されるかが決まり、脂肪細胞、肝細胞、体の特殊な部分の細胞などができる。

老化防止の探求

今、アルバート・アインシュタイン医科大学では、かつて遺伝学でのわたしの最初の博士研究員であり、現在は長寿遺伝子プロジェクト責任者のギル・アツモンが、センテナリアンの家族の幹細胞における後成的メチル化を調べている。センテナリアンの幹細胞のメチル化パターンは、対照群のものとは驚くほど違う。また、センテナリアンの子のメチル化パターンも、年齢が同じ対照群のものと違いがある。メチル化はゲノム内の数百万か所で起こるので、この分析にはとても経費がかかり、作業はいまも継続中だ。

一方で、世界中の何百という研究者が、加齢とともに変化するバイオマーカー（生物指標）（体の状態や病態を示す指標）を見つけるために、タンパク質や代謝産物、ホルモン値などを計測している。これらの計測値の変化のなかには、老化を促進しない無害なものもあるが、その他の変化は老化を引き起こすかもしれないとわかってきている。

さらに難しいのは、どの変化が老化による衰弱の原因で、どれがわたしたちを守っているもので、どれがその両方なのかを解明することだ。そして、それを解明することが不可欠である。もし守っているものを間違って変えてしまったら、もっと困ったことになるからだ。

加齢とともに増える炎症のようなメカニズムは、場合によって体の保護にも破壊にもつながる。炎症は慢性病の原因になりうるので、完全に抑えるほうがいいと思うかもしれないが、じつは感染症と闘うためには炎症が必要なのである。もし炎症がなかったら、わたしたちは死んでしまうだろう。

インフラメージング（炎症性老化）とは、免疫学者のクラウディオ・フランチェスキによる造語で、炎症性因子の生物学的な量で示されるものだ。炎症性因子はおもに高齢者に見られ、その大半が訴える筋骨格痛として表れる。炎症性老化のなかには、細胞分裂を停止したのに死なない細胞によって起こるものがある。この老化した細胞、すなわち「ゾンビ」細胞は加齢とともに蓄積して悪さをするようになり、炎症性因子を分泌したり、SASP（細胞老化関連分泌形質）というタンパク質を産生したりする。このSASPは自分のまわりの環境を変化させ、がんを生じさせることがある。

また、性ホルモンや成長ホルモンなどのメカニズムが加齢とともに衰えて、体を守ることがわかってきている。補充などによって、健康寿命や寿命が延びるという証明はない。エストロゲンとテストステロンは加齢とともに減少するホルモンの代表例だ。かつてわたしは内分泌学者として、この減少が老化に大きく影響していると考え、ホルモン療法で老化を遅らせることができるかもしれないと思っていた。

しかし、この説はほぼ誤りだとわかっている。進化から見れば、閉経には十分な理由があるのだとわたしは信じている。科学者、同僚、そして友人であるトム・カークウッドは刺激的な論文のなかでこう論じた。もし人間の生殖に年齢による限界がなければ、出産は加齢とともにリスクが高まるので、大勢の母親が比較的若いうちに死ぬだろう。また、母親や祖母が育児できない場合が増える。

多くの動物は閉経しないので、この影響は、ヒトが進化して、手足をつくかわりに2本足で立って歩くようになった「副作用」といえるかもしれない。この姿勢のために骨盤は狭くなった。4本の足に体重が分散されていたときのほうが、骨盤は広かったのだ。また栄養が豊富になったため赤ん坊も大きくなった。直立姿勢と相まって大きな赤ん坊を産むのが難しくなり、多くの母親が命を落としてきたはずだ。過去数十年の帝王切開の増加にはさまざまな要因があるが、妊婦が骨盤の大きさにそぐわないほど栄養過多なのも要因のひとつである。

進化がわたしたちの体をこのような仕組みにした理由を、つねに考えなければならない。その仕組みを変えようとする場合は、よく注意して進めるべきだ。

たとえば、ホルモン補充療法は数十年間も大流行していたが、「女性の健康イニシアチブ」

（ＷＨＩ）（米国の国立衛生研究所による閉経後の女性の健康に関する研究プログラム）が行った長期にわたる全国的研究で、エストロゲンの効果の多くが閉経後の女性には有害であることがわかった。平均60歳の女性を対象にしたこの研究では、エストロゲンを投与された女性は、偽薬を投与された同世代の女性より、心臓病や乳がんや認知低下などの加齢性疾患が多く見られた。

エストロゲン投与を受けていた女性たちは、のぼせや不眠などの更年期症状の苦痛がなくなり、肌がきれいになって結腸がんも予防できるという良い効果に喜んでいた。ところが、エストロゲン補充はおもな加齢性疾患を予防するうえでは有害だったのである。この研究が発表されて以降、アメリカの乳がんの発生率が25％減少したことが、他の研究で報告されている。

エストロゲンの減少とそれに伴う閉経が加齢性疾患を予防しているらしい。もしそれが事実なら、その現象を避けるのは正しくないということになる。ちなみに、男性のテストステロンの減少についても同じことがいえる。テストステロン値が低い男性へのホルモン補充療法はいくつかの症状を改善するが、他の病気になるリスクが高まる。実際、リスク対効果比を考えて、たとえテストステロンがかなり不足している場合でも、医師は補充療法を勧めない。

ホルモン補充療法の熱心な信奉者だった人々は、ＷＨＩの研究結果にショックを受け、この療法で害を及ぼさずに望ましい効果を得られるチャンスを探っている。ある研究によれば、50～60歳のあいだなら、ホルモン療法が有益になりうる期間があるかもしれないという。

だがすでに説明したように、エストロゲンは若い女性には有益なホルモンだが、高齢の女性には有害だと思われるので、さらなる研究が必要だ。また、生物学的な老化の速度は人によって違うため、それぞれの人に適した期間を見つける必要がある。そのうえ、たとえもっとも有益な期間にホルモン療法を施せても、その期間が終わればすぐにメリットがなくなるかもしれない。

WHIは10億ドルもかかる研究であり、最初から論争を呼んでいた。多くの科学者や臨床医が、すでに関連研究で有力な証拠があるのに、なぜそれほど多額な費用を臨床研究につぎ込む必要があるのかと疑問を投げかけた。

科学者たちは関連研究から、エストロゲンは血栓症や心臓発作のリスクを伴うものの、閉経後の女性に多くの益をもたらし、なかでも、のぼせや不眠、気分の変動、膣乾燥などの更年期症状を取り除くと結論づけていた。いくつかの動物モデルが、エストロゲンにはプラスの効果があるという考えを裏付けた。動物モデルの多くは、若い年齢で卵巣を除去したあと、エストロゲンか偽薬を投与したマウスかラットである（研究には高齢のマウスとラットも含まれていて、エストロゲンを投与してもたいていは健康が衰えたが、それまでにすでに年を取りすぎていたか病気だったという推論のもとに、ほとんど無視された）。

だが関連研究の問題は、被験者のさまざまな行動や習慣を明らかにしていないことである。エストロゲンを摂取してきた女性の多くが健康になっているが、それはエストロゲンを補充していたからではなく、他の点でも自分の体をとても大切にしていたからだ。エストロゲンを摂取していた女性の多くは定期的に運動し、タバコを吸わず、ビタミンやサプリメントを飲み、体重を維持していて、エストロゲンを摂取しない女性より概して健康的な生活をしていた。ただ彼女たちは60代よりずいぶん早くからエストロゲン摂取を始めたので、そのことも違いをもたらしているのかもしれない。

一方、WHIは臨床研究（すなわち、何人かの被験者に偽薬を投与した研究）であり、しかも、だれが偽薬を投与されたか医師も被験者も知らない二重盲検法《にじゅうもうけんほう》だった。このような対照研究こそが、薬に効果があるかどうかを明確に判断できる唯一の研究である。エストロゲンの場合、若い体の若々しさを保つ効果があるのは間違いないが、問題は以下のことだ。

はたしてエストロゲンは老いた体を若返らせることができるのか？　答えは、ノー。これが二重盲検臨床研究でようやく明らかになった答えである。

少食が健康寿命につながる

わたしが老化科学の研究を始めたころ、摂取カロリーを減らすと寿命が延びるという説が世界中の研究室で検証されていた。ふだん食べている量を減らすことを「カロリー制限」という。動物実験では、老化を遅くし、平均寿命や最高寿命、そして健康寿命を延ばすのに再現可能な効果がもっともあることがわかった。何年ものあいだカロリー制限が遺伝科学の中心となってきたのは、それまで発見されたなかで、大幅に寿命を延ばし、加齢性疾患の発症を遅らせると信頼できる唯一の方法だったからだ。

わたしたちは、さまざまなげっ歯類で容易に再現できる実験で、ラットの摂取カロリーを40%制限してみた。すると、カロリー制限されたラットは、自由裁量で好きなだけ餌を食べたラットよりも約40%長生きした。この結果に世界中の研究室が色めきたち、カロリー制限で最高寿命が延びる理由を探りはじめた。

わたしたちの発見をまとめると、カロリー制限は、げっ歯類の加齢性病変、がん、その他の加齢性疾患を減らし、ほとんどの生理的機能の速度を落とすことがわかった。つまり寿命だけでなく、健康寿命も延びるのである。さらにうれしいのは、人間にも同じような効果がたしかにあると考えられることだった。

ただ、わたしは2型糖尿病の専門医なので、人々にとってカロリー制限がどんなに難しいかよく知っている。どの患者にも体重を減らすようにと指示するのだが、それができる人は3%以下だ。もしカロリー制限が人間にもラットと同じぐらい効くのなら、制限が効くメカニズムを特定し、それほどカロリーを減らさなくてもよい薬や治療法を開発する必要があるだろう。いわば疑似カロリー制限だ。大半の人はどんなにがんばっても、ふだんの食事量から毎食40%のカロリーを減らしつづけることはできないだろう。なんとかやっている人については、わたしはいつもこう言っている。「必ずとは言えませんが、たぶん長生きできると思いますよ」

脂肪の秘密を解く

わたしたちの研究では、たしかにカロリー制限が直接病気を減らし、寿命を延ばしているように見えた。でもわたしには、このように劇的な結果をもたらしているのがカロリー制限そのものだという確信がなかった。そこでまず、少食は老化そのものではなく肥満を防ぎ、肥満でなくなることで病気の発症を遅らせる防御機能が働いて、寿命が延びるのではないかと考えた。そして次のようなことを思いついた。

外で暮らすラットは餌を探すため毎日何マイルも走るので、多くのカロリーを消費する。そのラットをケージに入れる。そこでは好きなだけ食べられるので、当然外にいたときよりたくさん食べ、しかも走りまわることができない。これはある意味、肥満とやせについての実験であり、体重維持のための食事とカロリー制限についての実験ではない。そろそろ脂肪を新しい観点から見る時がきたのだ。わたしたちはそのための研究を始めた。

ペプチドとタンパク質の違いは?

ペプチドもタンパク質もアミノ酸が結合したものだが、ペプチドのほうが小さい。ふつうはアミノ酸50個未満の分子をペプチド、アミノ酸が50個以上の分子をタンパク質という。またペプチドにはあまりはっきりした構造がなく、タンパク質は複雑な配列の構造を持つことが多い。

脂肪細胞は余分な脂肪を蓄えているにすぎないと思われていたが、脂肪すなわち脂肪組織が生体としての作用を持ち、ホルモンやペプチドを分泌していることをわたしたちは発見した。そのホルモンのひとつは「レプチン」と呼ばれ、満腹になったことを脳に伝えるものだ。何年もまえのことだが、レプチンは体重減少の治療薬になるだろうと多くの科学者が考えていた。ところが、たしかに脂肪細胞が多いほどレプチンも多いものの、脳の受容体はある時点を超えると反応するのをやめ、このホルモンの効果がなくなってしまう。満腹を伝える信号を受けとるかわりに、信号がブロックされ、まだ十分食べていない
ように感じるからだ。

ラットなどによるレプチンの実験では、若い動物で生じた効果が、高齢の動物では生じなかった。カロリー制限は概ね老化を食いとめるが、高齢の動物はカロリー制限していてもレプチンに反応しない。このように高齢になるとレプチン耐性ができるので、レプチンはカロリー制限の疑似効果を持つ老化治療薬として使うことができないとわかった。

もう1つのホルモンのアディポネクチンでは、逆の現象が起こる。脂肪組織が多いほど、ア

ディポネクチンは少なくなる。このホルモンはあらゆる代謝によく効き、インスリン抵抗性や炎症を抑え、他にも多くの利点があるので、少なくなると体に良くない。長寿遺伝子プロジェクトで、センテナリアンはカロリー制限していなくてもアディポネクチンが多いことがわかった。その人たちのアディポネクチンの遺伝子には有益な変異があって、この良いホルモンの値を高く保ち、防御メカニズムの働きをしているのだ。

有益な変異のない人でも、脂肪が少なければうまく作用するが、加齢とともに生じる代謝低下のおもな現象は、腹腔内脂肪（内臓脂肪）の増えすぎである。やせているのにおなかが出ている高齢者を思い浮かべてほしい。腹部肥満は病気が生じるマーカー（指標）だ。

これは今では一般に認められているが、カロリー制限が効くように見えるのは脂肪組織の生物学的作用のせいかもしれないと、わたしが初めて老年学の分野へ提案したとき、この説は激しい攻撃にさらされた。

研究者であるためには、厚い面の皮と偏見のない広い心が必要だ。物事は見た目どおりとはかぎらない。結論に飛びつきそうになったときには、リムジンを運転している教皇ヨハネ・パウロ2世の写真にまつわる逸話を思いだすようにしている。90年代中頃、ニューヨーク、ヨンカーズの大聖堂で、教皇が説教を終えて外に出ると、キャデラックのリムジンが空港まで送るために待っていた。すると教皇は運転手を見て言った。

「わたしはポーランドにいたとき、いつも自分で運転していたんだよ。ぜひキャデラックを運転してみたいね」

運転手は教皇にノーと言えずに後部座席に乗りこみ、教皇がジョン・F・ケネディ国際空港へ向かって運転しはじめた。その途中、スピード違反でとめられて、警官から運転免許証を見せるよう言われた。

「すまないね、免許証は持ってないんだよ」教皇は言った。「でも、ちょっと空港まで行くだけだから、きっと大丈夫だ」

警官はどうしたらいいかわからず、上司を呼んで言った。「スピード違反でリムジンをとめたんですが、これがすごい重要人物なんですよ」

「だれなんだ?」

「わかりません」

「すごい重要人物だと言ってるくせに、だれだかわからないのか?」

「あのですね」と警官。「すごい重要人物に違いないんですよ。教皇さまが運転手をしておられるんですから」

もし警官が後部座席をのぞきこんで、制服姿の運転手を見ていたら、違う結論に達していただろう。目に見えるものほど誤解を招きやすい。だから、科学者はつねに後部座席をのぞきこむようにしている。カロリー制限による「成功」の原因は、じつは内臓脂肪が少なくなることだという自分の説を検証するため、わたしは大規模な研究を起ちあげたが、そのとき頭にあったのがこの話だ。「成功」はカロリー制限によるものだとされてきたが、わたしたちは新しい実験によって後部座席をのぞきこもうと決心した。

まず、ラットを4つのグループに分けた。若いラットのグループを1つ、高齢のラットのグループを3つ。高齢のラットのグループのうち、1つのグループはカロリー制限し、他のグループは好きなだけ食べさせる。実験の終わりには、カロリー制限した高齢のラットの体重は若いラットと同じだったが、好きなだけ食べた2つのグループのラットは肥満になり、他のグループより200グラムも重かった。

それから2つの肥満のグループに対して、十分な練習と経験を必要とする斬新な作業を行った。1つのグループには、腹腔内から内臓脂肪を見えるかぎり取り除く手術をした。もう1つのグループでは、さきほどのグループから取った内臓脂肪と同じ量の表面の脂肪（皮下脂肪）を取り除いた。若いグループとカロリー制限した高齢のグループは、腹壁を切開して脂肪を取り除かずに縫合し、対照群とした（偽手術として知られている）。

わたしたちはすべてのラットのインスリン値と、血流からブドウ糖を取り出して筋肉に送るインスリン作用を計測した。加齢による代謝低下の特徴のひとつは、糖分子を蓄えるのに必要なホルモンであるインスリンの感受性の低下だ。インスリンはすい臓のベータ細胞で作られ、その値はインスリン感受性の低下をカバーしようと上昇していく。十分なインスリンを分泌できない人は2型糖尿病になる。肥満になるとインスリン抵抗性が増えるので、この過程に拍車がかかる。そのため肥満の人は若いときから糖尿病になりやすい。

体全体のインスリン感受性を特定する究極の判断基準は、「インスリンクランプ試験」だ。アルバート・アインシュタイン医科大学での指導者で同僚のルチアーノ・ロゼッティとわたしは、げっ歯類と老化の研究にこの試験を使った初めての研究者だ。わたしはイスラエルのテクニオンの医科大学で最初の指導者エディ・カーニエリのもとで学んでいたときと、イエール大学の特別研究員として糖尿病研究の第一人者ラルフ・デフロンゾと研究していたときに、ヒトにおけるインスリンクランプの研究をしたことがあった。

研究ではインスリンが投与されるが、被験者の通常の血糖値が上下しないようブドウ糖も投与して、血中のブドウ糖濃度を「クランプ（固定）」する。血糖値を保つために必要なブドウ糖が多いほど、体はインスリン感受性が高い。必要なブドウ糖が少ないほど、インスリン抵抗性が高いということだ。インスリン値が同じ場合、高齢者は若い人より投与するブドウ糖がかなり少なくなる。高齢者は一般にインスリン抵抗性があるからだ。

わたしたちの研究では、皮下脂肪を取り除いたラットの場合、高齢に特有のインスリン抵抗性があった。それに対して、カロリー制限した高齢のラットは、若いラットと同じインスリン感受性をもっていた。固唾をのんで結果を待ったのは、内臓脂肪を取り除いたラットのグループだ。

もしわたしたちの説が正しければ、このグループのインスリン感受性は、若いラットやカロリー制限した高齢のラットと同じになるはずだ。そしてうれしいことに、そのとおりだった。好きなだけ食べて肥満になったラットの代謝を健康にするには、内臓脂肪を取り除くだけでいいのだ！

わたしたちは核心に近づいていると感じ、糖尿病のラットで同じ実験をしたらどうなるか見ることにした。ツッカー・ファッティー・ラットという種類の実験用ラットは、生後2か月で糖尿病になるものがあらわれ、生後5か月までに100％が糖尿病になる。そこで生後2か月のラットの内臓脂肪を取り除くと、生後5か月で糖尿病になったのは20％だけだった。

一見勝利したように見えたが、6か月の終わりには研究中の全ラットが糖尿病になった。はじめはがっかりしたものの、やがて、ラットの内臓脂肪が元に戻ったせいで糖尿病になったのだと気づいた。さらに研究したところ、内臓脂肪の60％が元に戻ると糖尿病になることがわかった。だが40％以下なら糖尿病にならなかったので、実験結果はまさにわたしたちの説を証明するものとなった。

だが決定的な研究は、150匹以上のラットを3つのグループに分けて行ったものだ。1つのグループは好きなだけ餌を与えた。2つ目のグループはカロリー制限する。そして3つ目のグループは好きなだけ食べさせるが、実験のはじめに内臓脂肪を取り除いた。最初の2つのグループには、切開して内臓脂肪を取り除かずに縫合するという偽手術も行った。

カロリー制限は期待通りの効果を示し、そのグループは制限なしのグループより約40％長生きした。内臓脂肪を取り除いたグループはそれほど長くないが、対照群より約20％長生きした。このように、内臓脂肪を取り除くと、最高寿命がカロリー制限したラットの寿命に近づいた。つまり栄養そのもの、または栄養を与えた時間が老化の一因だが、内臓脂肪を取り除けば、長寿にめざましい効果があるということだ。

人々にこの手術をするつもりはないが、同じ効果がある侵襲性の低い治療法や薬を開発できるかもしれない。ある企業が腹腔内の脂肪をとかす方法を開発中で、わたしたちも協力している。サルでは著しい代謝の向上が実証され、現在ヒトでの臨床試験を始めるところだ。なので、もうすぐ良い知らせをお伝えできるだろう。

また、皮下脂肪についてもすばらしいニュースがある。皮膚の下に少量の脂肪があるのは良いことだとわかってきている。皮下脂肪はウイルスや細菌など、皮膚から侵入しようとする物質への防御バリアとして働くだけでなく、「善玉」ペプチドや、アディポネクチンのような脂肪ホルモンを分泌するからだ。これらはすでに述べたように、センテナリアンの体内に多く見られる物質である。

カロリー制限——効果の良し悪し

わたしたちのラットの研究と同じころ、ウィスコンシン大学のリチャード・ウィンドラッシュ、ジョセフ・ケムニッツ、ロザリン・アンダーソンと、ボルティモアにある国立老化研究所のドナルド・イングラム、ジュリー・マティソン、ラファエル・デ・カーボが、霊長類におけるカロリー制限の効果を研究していた。別ではあるがどちらの実験でも、好きなだけ食べたサルは、カロリー過剰と運動不足で肥満になった。

これは人間も同じである。さらに両方の研究で、糖尿病や心臓血管疾患を含むさまざまな加齢性疾患が、カロリー制限したサルでは発症が遅いことがわかった。これらは、人が肥満を解消することで発症が遅れる病気と同じである。だがウィスコンシン大学の研究のほうだけで、寿命の著しい延びが見られた。

一時、わたしはウィスコンシン・プログラムの評価委員のひとりだった。大学の研究施設を訪れたとき、カロリー制限されたサルが過去1年ほどにわたって、好きなだけ食べているサルと同じ体重まで増えていることに気づいたのだが、それはわたしだけではなかった。「考えられる理由は1つだけだな。だれかが実験を妨害しているんだ」とわたしは言った。ほかの評価委員も同意見で、研究者たちはどう答えるだろうと、わたしたちは思った。

翌日、評価委員会に出ると、研究者のひとりがこう説明した。ある世話係がカロリー制限されたサルをかわいそうに思い、対照群とほぼ同じ量の餌を与えていたのだという。わたしは自分の研究で動物の世話係に同じことをしてほしくなかったので、アルバート・アインシュタイン医科大学へ戻ると、さっそくミーティングでウィスコンシン大学での出来事を話した。カロリー制限されたサルを心配した世話係は、たくさん餌を与えて助けていると思っていたが、もしカロリーを減らしていれば、サルはもっと健康で長生きしていただろうと説明した。

カロリー制限が健康寿命と寿命を延ばしているらしいとわかったので、それが成長ホルモン、性ホルモン、甲状腺ホルモンの値や、インスリン値、コルチゾール値にどのように影響するか、学界が関心を持つようになった。結果として、動物モデルでカロリー制限時のホルモン値を維持しても、それだけで寿命の延びは見られなかった。

これまでのところ、減少することで寿命に違いをもたらすとわかっている唯一のものは、成長ホルモンの減少だ（これについては第4章で詳しく説明する）。ストレスホルモンのコルチゾールについては、40%の食事制限がストレスをもたらすので値が上がるが、コルチゾールを高齢の動物に投与すると、じつは寿命が短くなる。

わたしの考えでは、ヒトにもっとも関係するカロリー制限の研究は、遺伝によってカロリー制限の効果がどう変わるかを示した研究だ。サンアントニオ出身の同僚ジム・ネルソンが、同僚たちとともにこの興味深い研究を行い、遺伝的にまったく違う2匹のマウスを交配させた。マウスたちすると、マウスは41の遺伝的に異なる背景を持つオスとメスの子どもたちを産んだ。マウスたちは好きなだけ食べるか、カロリー制限されているかどちらかだが、意外にも、カロリー制限したマウスの約半数だけが、好きなだけ食べたマウスより長生きし、残りの半数は寿命が短かった。

これは遺伝的背景が重要であり、カロリー制限が例外なく効くわけではないことを意味している。ヒトの場合も、カロリー制限が長寿につながるかどうかは遺伝的背景による。また、制限すべきカロリー量もＤＮＡによって違うかもしれない。この研究の欠点のひとつは、カロリー制限を40％よりゆるくしていたら、長寿のマウスがもっと見られたかもしれないということだ。もしカロリーを20％減にしていたら、カロリー制限されたマウスの半数よりかなり多くが、好きなだけ食べたマウスより長生きしていたと思う。

カロリー制限は肥満の人にはもっとも有益だが、平均的体重の人や、やせている人には害をなすこともある。ところが、肥満ではないのに、宗教的な理由で最適な栄養を摂取しながらカロリー制限食をする人（ＣＲＯＮ《クロン》）が何千人もいる。通称クロニーといわれるこの人々は、低タンパク質、低脂肪、野菜中心の食事で、１日に約１９００キロカロリーしか摂らない。

わたしは以前にケンブリッジ大学で、カロリー制限と脂肪組織について講演したことがあるが、そのあとの昼食会で、自分のまわりにクロニーのグループがすわっていることに気づいた。そうだとわかったのは、みんなやせ細っていたからだ。彼らは野菜の、しかも野菜だけの弁当と小さなキッチン用はかりを取り出し、レタスを量ってほんの少しの酢をふりかけた。だれも健康そうではないし、活気もない。若い人は早く老化しているように見える。とくにひとりの若者がカロリー制限するべきだと頑なに主張するので、わたしは彼の視野を広げようと、やんわりと言ってみた。

「いいかい、きみたちがしていることは生殖と長寿の交換だよ」

「いいえ、そんなことはありません」と彼は答えた。「ぼくたちは子どもを作れます」

他の人たちもうなずいた。

「自分のテストステロン値は知ってるかい?」わたしは訊いた。

「200です」

「ほう、ずいぶん低いね。それでどうして子どもを作れると思うんだい?」

「いつでも制限をやめられるからです」

「いや、そんなことはない。テストステロンが低いと、欲望が湧かないからね。制限をやめたいという欲望が湧いてこないだろう。わたしは自分の遺伝子がすでに子どもたちのなかにあるから、ずっと生きながらえることになる。わたしのDNAは永遠に生きるかもしれないが、きみには自分の寿命分の命しかないだろう。その寿命は長いと思っているかもしれないけれど、自分の体を殺すようなことをしていたら長くはもたないよ」

最近は以前のようにクロニーたちに出会うこともなくなった。たぶん彼らも健康的な食事をするようになったのだろう。

老化は生まれるまえから始まっている

老化に関してここ数十年でいちばん驚いたのは、母親の胎内にいるときから老化が始まっているということだ。イギリス人疫学者のデイヴィッド・バーカーの仮説によると、子宮内発育の遅れ、低出生体重、早産は、中年期によく表れる病気の原因と関係があるという。すなわち高血圧、冠動脈性心疾患、２型糖尿病などである。

バーカーの説は、第２次世界大戦の終わりごろの極端に食料が少ないときに、オランダのある地域で生まれた人々を観察した結果に基づいている。当時妊娠した女性は体の小さな赤ん坊を産み、早産の場合は糖尿病、高血圧、腎不全などの加齢性疾患をすでに発症している子が多かった。

バーカーの仮説によると、子宮内では最小カロリーで生きながらえるために自分を守っていたが、生まれると十分な食べ物があったため、その生き延びるための戦略が逆効果をもたらしたのだという。どういうわけか、正常なはずの栄養量が実際には有害になったのである。

アルバート・アインシュタイン医科大学の研究で、産科医チームのフランシーヌ・アインシュタインとハイ・ユング・ヘオ、遺伝学者のジョン・グレアリー・リード・トンプソンとわたしは、年齢のわりに体の小さい若いラットが、高齢のラットと同じ後成的メチル化の特徴を持っていることを発見し、低出生体重の結果としての老化メカニズムと、後世的メカニズムとのつながりを示した。

ヒトによる別の実験でも、低体重で生まれた赤ん坊は、平均的体重の赤ん坊とは違う後成的メチル化パターンを持つことがわかっている。これらの研究により、老化のなかには、子宮内の状態に原因があり、一生続いていくものがあることが示された。つまりCDにできた傷は、生まれるまえから老化のプロセスを開始するということだ。

スーパーエイジャーの最高の秘密

わたしたちはこれまでに、スーパーエイジャーに共通する3つのおもな特徴を発見した。すべてのスーパーエイジャーが3つとも持っているわけではないが、この3つの現象が老化の遅れに大きく影響している。つまり、わたしたちに希望を与えてくれるものだ。

1 善玉コレステロール値が高い

高比重リポタンパク(HDL)コレステロールは心臓発作や認知症を予防する。

2 成長ホルモン－IGF－1値が非常に低い

このタンパク質は肝臓で作られ、組織の成長を助ける。IGF－1が少なくなると、それまで成長に使われていたエネルギーが、もっと生き延びるために使われるようになる。

3 いくつかのMDP値*が非常に高い

このタンパク質はミトコンドリア内にあり、さまざまな種類がある。そのうちのいくつかはスーパーエイジャーにのみ見られ、老化のストレスに対する回復力をもたらす。

このスーパーエイジャーの研究によってすばらしい手がかりが得られたが、並はずれた長寿については今後何年、何十年と追跡していく必要があることも明らかになった。長寿遺伝子プロジェクトで多くのことを学び、重要な観察結果とつながりを見出したものの、一定の年齢の人たちの研究では、その人の生涯を追跡して得られる情報のひとかけらしかわからない。そこで、「ロンジェニティー（長寿と遺伝子を組み合わせた造語）」という名の新しい研究を始めることにした。

その研究では、アシュケナージ系ユダヤ人で95歳以上生きた親を持ち、長寿遺伝子プロジェクトに参加していない人を採用した。このグループをOPEL（並はずれた長寿の親を持つ子）と呼び、対照群はOPUS（普通の寿命の親を持つ子）と呼ぶ。被験者は1400人近くで、毎年、さまざまな認知機能検査、脳のMRI、冠動脈のCTスキャンなど、多くの検査を行っている。加齢に伴って健康状態がどうなるか詳しい情報を得るため、そしてもちろん、健康と長寿遺伝子の関係を見つけるためでもある。長期的な目標は、ヒトに並はずれた長寿をもたらす遺伝子を特定し、その遺伝子と加齢性疾患や長寿との関連性を評価することだ。

これまでのところ、わたしたちの研究結果は勇気づけられるようなもので、医学研究界からもたいへん歓迎されている。研究結果でわかったことをまとめると、長寿は、

■世代から世代へと高確率で遺伝し、

■高いHDLコレステロール値と、低い低比重リポタンパク（LDLすなわち「悪玉」）コレステロール値との関係が大きく、

■大きなHDL分子とLDL分子を持つ人に起きやすい。分子が大きいと、心臓血管疾患、インスリン耐性、高血圧の発症率が低くなる。

＊ マクロファージおよび樹状細胞への分化能を示す前駆細胞

第3章

コレステロール――多いほうがいい？

Cholesterol: Is More Better?

数十年間センテナリアンの血漿のコレステロール値を研究しながら、わたしは動物の老化についても研究してきた。動物は人々とはかかる病気が違うが、老い方はそっくりだ。あらゆる動物は同じように老化する。皮膚、髪、骨、筋肉のすべての形と機能が変化し、病気にかかりやすくなる。多種多様な生物にとって基本的な老化とそうでないものを見つけることが、ヒトの長寿という暗号を解くのに欠かせない。ヒトにはどんな老化が必然で、どの要素が不必要で避けられるのか、その実態を知るのに、さまざまな生物研究が役立っている。

たとえば、『老化はなぜ起こるか――コウモリは老化が遅く、クジラはガンになりにくい』（草思社）の著者で友人のスティーヴン・N・オースタッドは、500歳の二枚貝や、まったく年を取りそうにない「ヒドラ」という小さな無脊椎動物を研究した。また、ヴェラ・ゴルブノヴァと夫のアンドレイ・セルアノフは、ハダカデバネズミが他のげっ歯類よりも20倍も長生きする理由を調べている。

動物研究の結果とセンテナリアンから集めた情報を比べることで、すべての人の老化を遅らせる方法がしだいにわかりつつある。ただしヒトは特殊であり、コレステロールの代謝も多くの動物、とくにげっ歯類とはかなり違う。そのため、コレステロールと長寿に関係があるというヒントは、最初はセンテナリアンから得られた。

コレステロールは血液中にある脂肪のひとつで、体のあらゆる細胞を形成している。これがなければ成長できないし、たぶん死んでしまうが、まだ多くの人が、コレステロールは有害な物質で、肉、卵、魚、乳製品などを食べることでのみ体内に入ると思っている。これらの食品にコレステロールが含まれているのはたしかだが、自分の血中コレステロール値にいちばん大きく影響するのは、自分の体重だと知ったら、みな驚くかもしれない。

また、コレステロールの代謝を調整し、体中に送っているのは肝臓だということも、あまり知られていないだろう。さらにコレステロールは、肝臓から分泌される胆汁によって体から排出されている。この調整は何千という生物学的機能にとって重要で、とくに細胞の膜層や、ビタミンDのようなホルモンの生成に欠かせない。このようにコレステロールは不可欠な有機分子なのに、なぜか悪評をこうむってきた。

年1回の健康診断の検査のひとつである脂質パネルは、体内のコレステロールの大半を占めるＨＤＬコレステロールとＬＤＬコレステロールの値を示すものだ。また、総コレステロールの20％を占める中性脂肪（ＴＧ）の数値も表される。診療の場では、主治医はＬＤＬとＨＤＬの各数値より比率のほうを気にするだろう。もし比率が３：１より小さければ、ＬＤＬ値が増えていても心配しないかもしれない。

これらの数値が検査結果でふつうに表示されるようになるまえは、総コレステロール値が誤解され、脂肪が最大の敵とされていた。心臓血管疾患のリスクを上げる高コレステロールにつながると考えられていたからだ。しかし、脂肪は脳やその他の臓器を機能させるのに必要であり、総コレステロール値には各コレステロールの値ほど病気との関連性はない。

たとえばＬＤＬ値が高ければ、心臓病のリスクが高くなる。ＬＤＬは脂肪やカルシウムなどの物質と結びついて、動脈内にプラークを作るからだ。この蓄積物は「アテローム性動脈硬化」と呼ばれ、酸素をたっぷり含んだ血液が心臓や他の臓器へと流れるのを妨げる。ＬＤＬが減少すれば、心臓病になりにくくなり、心臓発作などの症状で死亡する率がかなり下がる。その一方で、ＨＤＬ値が高ければ心臓病から守られるようだ。

また女性は男性よりＨＤＬ値が高いので、女性が平均して男性より長生きする理由はこれかもしれない。それでも、夫がたいてい妻より先に死ぬのはなぜかと人に訊かれると、わたしはこう答えることにしている。「夫がそうしたいからですよ」。もちろん冗談だし、統計によると、既婚の男性は未婚の男性より平均して長生きである。

肥満の人は中性脂肪の数値が高いことが多く、肥満は2型糖尿病や、心臓病、発作のリスクを高める。2型糖尿病の患者のLDL値はさまざまだが、ふつうは中性脂肪の数値が高く、HDL値が低い。当然ながら、これまでのコレステロール研究の大半はコレステロールと心臓血管疾患の関係を調べるものであり、その結果、心臓発作を予防する「スタチン」という種類の薬の開発につながった。商品名リピトールやクレストールのようなスタチン薬は、悪玉コレステロールの肝臓での生成量や、血液中に流れる量、胆管から腸へ分泌される量を抑えて値を下げる。

スタチンによる臨床試験では、心臓発作の発生とそれによる死亡が、スタチンを飲んでいない人に比べて25~30%少なかった。その一方で、心臓病が死亡率の大きな割合を占めているにもかかわらず、スタチンを使っても全死亡率は変わらなかった。いったいなぜ、おもな死亡原因を予防する薬が全死亡率を下げられないのだろう?

わたしは、それについて最初に調べた3つの研究のうちの1つの論文著者である。その研究で、スタチンを飲んでいる人はそうでない人より、2型糖尿病になるリスクが30%高まることがわかった。さらにある研究では、スタチンの使用で自殺の可能性も高まることが示された。また、LDLコレステロール値を下げすぎると、脳内のニューロンに悪影響を及ぼす心配もある。体内でもっともコレステロールを豊かに含む細胞だからだ。極端に低いLDL値は出血性脳卒中と関係があると最近わかってきたが、文献ではたいていマイナスの影響については触れていない。もしかしたら、スタチンの抗アテローム性動脈硬化の効果は、高齢者の脳機能向上に必要なコレステロールとの不安定な天秤上にあるのかもしれない。いずれにせよ、たとえスタチンに欠点があるとしても、全体的には、薬がなければＬＤＬコレステロール値を下げられない何百万という人たちに大きな違いをもたらしている。

このように、ヒトの特定の病気に対する投薬治療という点から見れば、スタチン治療は効果的である。だがヒトでも動物でも平均寿命を延ばす効果はないし、心臓血管疾患を持つ80歳以上の人には不必要で、危険でさえあるかもしれない。スタチン治療は、アルバート・アインシュタイン医科大学でおもに研究している老化治療とはまったく違う。そのため、わたしたちがスーパーエイジャーやその子のコレステロールを調べたときは、別の視点から見ていたのである。

コレステロールがもたらす長寿の秘密を解く

長寿遺伝子プロジェクトのためにセンテナリアンを探しはじめたとき、わたしたちは毎年受ける健康診断と同じような基本的な検査を行った。電解質や血糖値の測定、腎臓機能のチェック、脂肪パネルのための採血などだ。さまざまな人を調べると、男性のＨＤＬコレステロール値は平均約45㎎で、女性は平均約55㎎だった。ところが、センテナリアンの子のＨＤＬ値は、

100mgを超えることがあったのだ！

センテナリアン自身のHDL値は50mg台で、高くないように見えるが、HDL値は中年期から8年に5ポイントずつ下がっていくことを計算に入れると、センテナリアンのHDL値は20mgぐらいのはずだ。にもかかわらず、たとえばエヴァ・フライシャーの母親ムーティは102歳だが、HDLコレステロール値は62mgで、同年齢の女性の平均の最高値である。そして娘のエヴァのHDLコレステロール値は142mgだった。いまでは研究の規模が大きくなり、100mg以上のHDL値を持つ人々がたくさん見つかっているが、これは驚くべき表現型である。HDL値が80mg以上ある人はほとんどいないからだ。男性ならHDL値が60mg、女性ならHDL値が70mgあればすばらしいとされている。

このデータについて興味深い話がある。一般の人々のHDL値を測ると、全年齢の平均はいつも男性で約45mg、女性で約55mgになるのだ。しかし、ひとりひとりが8年に5ポイントずつ減るのなら、同じ人々を引き続き調査したときに、どうして平均値が変わらないのだろうか？わたしが考える説明はこうだ。

HDL値が下がると、老化による影響を防げなくなるため、その人たちは死亡する。HDLは生存因子なので、集団内での平均値は保たれる。センテナリアンのHDL値は平均的だが、その子の数値から、彼らが70歳や80歳のときにはずっと高かったことがわかっている。だから、HDLが低い人には来年ぐらいに亡くなるリスクがあるのではないかと、わたしたちは心配している。

高いＨＤＬ値と並はずれた長寿に関係があることは明らかだが、なぜそうなるのかがわからなかった。それを突きとめるため、センテナリアンの血液をさらに詳しく調べはじめた。対照群の血液とどのように違うのだろう？

見つけた結果にわたしたちは驚いた。これらの脂肪性のコレステロール分子はたいてい大きな集団にまとめられて、血液のなかを体の隅々まで運ばれる。センテナリアンとその子の場合、ＨＤＬが多いだけでなく、ＨＤＬとＬＤＬの粒子がふつうよりずっと大きかったのだ。大きなＨＤＬとＬＤＬの粒子は、高血圧や、心臓血管疾患、メタボリック症候群のリスク低減につながる。それどころか、小さな粒子は酸化しやすく、アテローム性動脈硬化の最初のステップが始まるきっかけになると考えられている。さらにあとでわかったことだが、対照群のうちで高血圧や心臓血管疾患がない人も、平均より非常に大きなＨＤＬとＬＤＬの粒子を持っていた。

センテナリアンのＨＤＬ値が高い理由のひとつは、特殊なキャリア（担体）（ＡＰＯＡ）に詰めこまれているからだ。そのおかげで、ふつうより多くのコレステロールが動脈から運ばれる。センテナリアンのＬＤＬ値はふつうと変わらないが、平均より大きな構造になりやすく、「荷物」を運ぶための特殊なキャリア（ＡＰＯＢ）を持っている。構造が大きいほうが酸化しにくいので、アテローム性動脈硬化を引き起こすプラークができにくい。このように、話はかなり複雑だ。センテナリアンのコレステロールの特徴は総ＨＤＬ値なのか、それともＬＤＬと

ＨＤＬの比率か、ＨＤＬ粒子が大きいことか、ＬＤＬ粒子が大きいことか、もしくは以上のどれかの組み合わせか、または全部なのか、はっきりとはいえないからだ。

理由はなんであれ、これらのうち１つ以上の特徴を持つセンテナリアンは心臓病やアルツハイマー病になりにくく、認知機能が優れていて、もちろん長生きする。いずれにしても、もっと大きな疑問はこれだった。この違いは何によるのだろうか？

わたしたちはその答えを求めて研究を続けたが、善玉コレステロール値の高さがずっと変わらないので、今では、ＨＤＬ値が高くて家族に長寿者がいる患者を診ると、この人は長生きする「リスクがある」と思うようになった。わたしはほとんどの時間を研究と、研究結果を人々に伝えることに費やしているが、その一方、ブロンクス・モンティフィオーレ糖尿病クリニックで27年間、ボランティアで診察をしてきた。その患者のひとりのコレステロール値が際立っていた。

58歳の女性で、糖尿病にもかかわらず、とても健康そうに見える。ふつうと違ったのは、ＨＤＬコレステロール値が平均より高いことだった。その年齢の女性で、しかも糖尿病なので、ＨＤＬコレステロール値は35～45㎎だろうと思っていた。ところが、なんと１００㎎だったのだ！　彼女は年齢より少なくとも10歳は若く見え、夫は10歳年下だがずっと老けていた。

わたしの経験では、この夫婦ほど実年齢と生物学的年齢が著しく違うケースを見たことがない。ふたりは20歳も離れているように見え、しかも若く見えるほうが本当は年上なのだ。

「変に聞こえるかもしれませんが、お訊きしたいことがあるんです」彼女に会ったとき、わたしは言った。「ご家族に、とても高齢の人はいませんか?」

彼女は目を見開いた。

「ええ、いますよ! 母は96歳で、とても元気なんです。それに、父も114歳まで生きました。どうしておわかりになったんですか?」

わたしは彼女に長寿研究について話し、センテナリアンとその家族はHDLコレステロール値が非常に高く、とくに平均LDLコレステロール値と比べると高いのだと説明した。このときから、わたしは安心してこの現象を長寿の真のマーカーとして扱うようになった。

良い遺伝子変異は本当にある?

何百人というセンテナリアンとその子たちに、コレステロールについて同様の結果が見られたので、原因がなんであれ、その違いは遺伝するのだろうと確信した。そこでコレステロールの遺伝子を調べて、害がなく有益で重要な変異を持つものを探すことにした。ところが、思いがけず施設内倫理委員会から難色を示された。委員たちが心配したのは、もし病気をもたらす有害な変異のある人を見つけたらどうするのか、ということだ。しかし、たとえ見つけても、わたしたちにできることは何もない。

変異や多様体を発見するとわくわくするものだが、他の人々でも確認できたり、細胞や動物での機能性研究によって、その変異が重要であることを証明したりするまでは、関連研究で見つかったものと重みは変わらない。

施設内倫理委員会から承認を得ると、さっそくコレステロールの生成と輸送に関係するさまざまな遺伝子を調べはじめた。すると、HDLコレステロールと中性脂肪を調節する2つの遺伝子に機能的な多様体があることを発見した。つまり、その遺伝子が変異のせいで違う働きをするということだ。また多くのセンテナリアンが、コレステロール粒子の集団化に影響する遺伝子多様体を1つか2つ持っていた。

■被験者のセンテナリアンの約18%が、高HDL値と長寿に関係する「コレステロールエステル転送タンパク質遺伝子（CETP）」という遺伝子に、特殊な多様体を持つ。この多様性はCETPの活動を妨げる。

■被験者のセンテナリアンの約20%が、HDLコレステロールを運ぶAPOC3遺伝子の「プロモーター」領域（遺伝子の発現をオン・オフする「スイッチ」）に変異を持つ。そのため善玉コレステロール値が高くなり、中性脂肪の数値が低くなる。

この2つの多様性は、心臓血管の健康と寿命についての理解を深めてくれる。そしてうれしいことに、わたしたちの発見は2つの製薬会社による阻害薬の開発に役立っている。薬の開発が失敗する理由のひとつは、マウスでの結果をもとにして、ヒトでの結果を予測できると思いこむことだ。

医薬品開発のためには、まず企業がターゲット（標的）とする遺伝子変異や多様体を持つ人を見つけなければならない。企業は、病気を引き起こしたり予防したりする多様体や変異を求めている。そして、もしその変異や多様体に模倣したい効果が本当にあるなら、次はマイナス面がないか知ろうとするので、安全のためにデータを集める必要がある。

わたしたちの研究では、両方の多様体とも、血縁のない対照群よりセンテナリアンに多かったので、安全性をよく表していた。製薬会社にとって本当に興味があったのは、多様体が持つ老化治療への可能性ではなく、冠動脈性心疾患の予防への可能性だった。しかし近い将来、だれもが健康効果と長寿を味わえるように、これらの多様体を模倣する薬がきっと現れることだろう。

有益な遺伝子変異の謎を解く

コレステロールエステル転送タンパク質遺伝子（CETP）は、コレステロールの調節で欠かせない役割を果たしている。だが、CETPの活動を低下させる多様体の機能はよくわかっていない。一方では、CETPはシャトルバスのように、コレステロールエステルを心臓の冠動脈から運び、胆汁や腸を通して体外に排出する。そして変異は輸送体がコレステロールを排出するのを妨げる。となると、悪玉コレステロールを運ぶシャトルバスを止める薬など、欲しい人がいるだろうか？

他方では、コレステロールという荷物が輸送体から降りようとしないので、粒子がどんどん大きくなる。これに重要な効果があるのかもしれない。おそらく粒子がまとまって大きくなることで、血管へのダメージが防げるのだろう。だから、CETPの低下にはプラスとマイナスの面があり、利点のほうが欠点を上回ると考えられる。

CETPにおける変異は心臓病を予防するという兆候が見られる。それはすばらしいことだが、わたしたちアルバート・アインシュタイン医科大学では、その変異が老化を防ぎ、それによってもっと多くの病気をも予防するかを知りたいと考えた。もしそうだと確認できたら、CETPは疾患遺伝子ではなく、長寿遺伝子だということができる。そこで、この変異が他のどんな加齢性疾患に影響するかを調べたところ、高血圧の予防に関与していることがわかった。たしかに高血圧は心臓血管疾患の一部だともいえるが、加齢に伴う症状でもある。

また、この多様体を持つ被験者全員を調べて、多様体を持たない被験者より、がんの罹患率が低いかどうかを調べた。結果として、低くはなかった。たぶん被験者のスーパーエイジャーたちには、がんがそれほど多く見られないからだろう。

ただし、このCETP変異のある人は、ない人より平均して10年間がんになるのが遅かった。これは観察結果にすぎず、有意といえるほど十分な被験者も統計的な力もない。でもわたしたちには、高いHDL値をもたらしているこの多様体が、他の加齢性疾患をも予防し、老化の生物学的作用そのものに効いているのだと感じられた。

しかし、わたしたちにとって最大の収穫となりうるのは、つねに認知機能の維持である。この変異は認知低下と関係があるのだろうか？

わたしたちのデータでは、CETP変異のあるセンテナリアンには、ないセンテナリアンに見られる認知低下の症状がほんのわずかしか見られなかった。しかも、「APOE4」というアルツハイマー病のおもなリスク遺伝子を持つ被験者が2人いた。医学書には、この遺伝子を持つ人は70歳で認知症になり、80歳で死亡すると書いてある。ところが彼らは認知症ではなかったし、なんと100歳になっても生きていた。そして、2人ともCETP変異を持っていたのである。

わたしたちは変異と認知低下の関係についての発見を実証するため、神経学、疫学、公衆衛生学専門で、アルバート・アインシュタイン医科大学の老化研究を率いるリチャード・リプトン教授と共同研究をした。

この研究では、45〜65歳の人を数百人採用し、30年間にわたって認知機能を追跡した。研究者たちは認知機能の変化を調べ、認知低下を予測する身体機能テストや生物学テストの考案を試みた。そして被験者におけるＣＥＴＰ遺伝子のＣＥＴＰ多様体の遺伝子型を決定し、これを持つ人はアルツハイマー病や認知低下の発症が70％減ることを実証した。被験者はおもに白人だが、ユダヤ人や黒人も何人かいて、黒人の防御因子がもっともすばらしかった。たった１つで認知低下とアルツハイマー病に対してこれほど大きな防御力を示す多様体は、他に例を見ない。

とはいえ、わたしたちの発見がすべての研究で確認されたわけではない。たとえば、南イタリアで行われたセンテナリアンの研究では、センテナリアンのなかでＣＥＴＰ多様体を持つ人の数は、他の人のなかで多様体を持つ人数より多くはなかった。だから、この研究では実証できなかったことになる。だが北イタリアで、南部と遺伝的に違うイタリア人センテナリアンを対象に同じ研究を行うと、わたしたちと同じ結果が出て、この多様体を持つ人はとても長寿でアルツハイマー病になりにくかった。

しかしその後、ラッシュ大学のアルツハイマー病研究で有名なデイヴィッド・ベネットがこの多様体を研究で試し、ＣＥＴＰ変異を持つ人の認知機能は、どちらかといえば対照群とあまり変わらないと発表した。違いは比較的小さいが、わたしたちはさまざまな人たちを対象にさまざまな結果を得ようと、今なお研究を続けている。

このように、１つの多様体を見つけたときにそれだけを調べても、実証できるとはかぎらない。個体群は1つの多様体ではなく多くの多様体からなり、なかには打ち消しあうものもあるからだ。たとえば被験者のなかで、CETP多様体と高いHDL値を持つセンテナリアンとその子は長生きする可能性が高いが、変異があってもHDL値が高くなければ長生きできないだろう。だから多様体を調べるだけでは不十分だ。多様体の表現型、すなわちこの場合はHDLに注目しなければならない。

わたしたちがCETP多様体を発見してまもなく、ファイザー社がCETP阻害剤の開発を始めた。センテナリアンの多様体と同じ働きをすることを目指したものだ。だが開発研究は始まってすぐに中止された。その薬を服用した人にかなりの血圧上昇が見られ、心臓血管系の症状が減るどころか増えたためである。

結局、その薬には複数の作用があり、CETPを阻害するだけでなく、他のシステムにも影響していることが判明した。メカニズム的な誤りではなく薬剤開発の失敗だとわかったので、メルク社が自社のCETP阻害剤開発を続けようと、わたしたちの研究結果に注目するようになった。たぶん他の研究からの結果も見ていただろうが、わたしたちの研究だけが、この変異のある人が100歳まで生きていることを示している。つまり、少なくともCETPをターゲットにするのは安全ということだ。

わたしはメルク社に、CETP多様体を持つ人の認知機能評価を行うよう提案した。その評価では、被験者の認知低下が予防されたという結果は出なかった。これは、わたしたちの研究よりかなり若い人が対象であり、その年齢の人にとってはかなり感度の低いテストを用いたせいかもしれない。だからCETP多様体が認知機能を保つかどうか、はっきりとはわからない。

わたしたちの被験者のセンテナリアンには生まれるまえからこの変異があるので、その効果は彼らが子どものときや、20代、40代、50代に始まったのかもしれない。もしそうなら、60代以上の人に薬を与えても効かない可能性がある。いつ薬を与えるのが最適かを見つけるためには、長期にわたる認知研究が必要だ。非常に高度なテストを使用しても、またアルツハイマー病と診断されている場合でさえ、70歳以上になるまで認知低下はたいていて見られないからである。

しかし個々の研究よりもっと意義深いのは、病気を防いだり引き起こしたりする多様体や変異を持つ人々を見つければ、製薬会社がその知識を使って遺伝子の機能を抑制もしくは活性化する薬を開発し、病気の予防や治療ができるということだ。これまでのところ、その最たる例が「PCSK9」という遺伝子である。

２００３年にヒトの調査研究によって、この遺伝子の機能獲得型変異（新たな、または、より強いタンパク質機能をもたらす変異）が、血液中の脂質が異常に多い家族性高脂血症を引き起こすことがわかった。驚くことに２００６年までには、機能喪失型変異（タンパク質機能を低下させたり、なくしたりする変異）が、冠動脈性心疾患を88％減らすことがわかった。そして２０１２年には、医学誌『ザ・ニューイングランド・ジャーナル・オブ・メディスン』で、

ＰＣＳＫ９を防御する多様体を持つ人々についての研究が発表された。

それによれば、ＰＣＳＫ９の酵素を長期にわたって阻害すると、阻害による副作用もなく、心臓血管疾患のリスクを減らすことができたという。２０１８年には、同じく『ザ・ニューイングランド・ジャーナル・オブ・メディスン』誌で、ＰＣＳＫ９阻害薬エボロクマブ（商品名レパーサ）とアリロクマブ（商品名プラルエント）の第３相試験の結果が発表された。

その研究のひとつによれば、以前に急性冠動脈症候群を発症してスタチンによる治療を受けた患者のうち、心臓への血流が妨げられる虚血性心臓血管事象の再発は、エボロクマブを投与された人のほうが偽薬を投与された人より少なかったという。

遺伝学のこの貴重な情報のおかげで、研究者たちは動物実験に何年も費やす必要がなくなった。そのおかげで、スタチンに耐えられない人や十分に効かない人のための新しい治療法として、アリロクマブがかなりの短期間で開発された。

ＣＥＴＰの効用の象徴のような人

アーヴィング・カーンは人生の最期まで働いたわけではない。１０８歳まで働いただけだ。２０１４年の終わりごろ、１０９歳で亡くなるほんの1年前に、彼はウォールストリートにある投資会社カーン・ブラザーズの会長をついに辞任した。この会社は1978年に2人の息子と起ちあげたもので、8～9億ドルもの資産を管理している。彼は退職当日まで、提案された取引すべてに目を通し、投資計画の最終決断を役員室で下していた。働かないなんて、アーヴィングには考えられなかった。

「もし仕事を取られたら、買ってでも取りもどすね」

わたしが訪問したある日、彼はそう言った。そのときは104歳だったが、並はずれた長寿はビジネスの世界で有利だとも語った。

「何が古くて何が新しいか、何が良くて何が悪いかがわかっていれば、成功する確率が高くなる。それがわたしなんだよ」

「仕事は父の生きがいですね」息子で社長のトーマスが、そのときに言った。「いつも情報を吸収しているんです。わたしが子どものころからずっと、父は年次報告書を家に持ちかえって夕食のテーブルで読んでいました。今でもそうですよ」

65年間連れ添った妻のルースが1996年に亡くなったときも、その悲しみからアーヴィングを救えるのは仕事以外にないだろうと家族は思ったそうだ。

トーマスは、父の仕事への情熱は知識欲から生じたのだろうと考えている。アーヴィングは1日に3紙の新聞を読み、何千冊という自分の蔵書を絶えず増やしていた。大半は科学の進歩や可能性についての本だったという。

「大事なのは、頭を働かせつづけることだ」と彼は言った。

頭といえば、アーヴィングは社会問題や慈善活動については進歩的な考えを持っていた。大切にしていた活動のひとつはユダヤ人女性教育財団で、名誉理事も務めていた。また1986年には、高校生の就職を助けるニューヨーク市ジョブ&キャリアセンターを設立した。

社会意識とともに自立心も強かった。それは突きつめれば両親の影響だろう。アーヴィングの母はシャツブラウス販売の事業をしていたので、父が自転車の乗り方を教えてくれたのだが、1回押してくれただけだったという。

「父が、『ハンドルにつかまってこの道をまっすぐ行け』と言って、後ろを押したんだ。それで、わたしは道のまんなかに飛びだしてね……。さあ、どうすると思う? おかげであっという間に乗り方を覚えたよ」泳ぎ方を教えるときも同じ方法だった。「水のなかでわたしを押しながらこう言ったんだ。『泳ぐのと死ぬのとどっちがいい?』」

アーヴィングはそのころから独立独歩の人だったといっても過言ではないだろう。1928年からウォールストリートで働きはじめ、1年の経験しかないまま1929年の株の暴落期を迎えたが、すべてを失う人が多いなかでどうにか利益を生みだしていた。

その夏に投機買いが流行ったとき、アーヴィングは空売りこそ成功の道だと気づいた。その方法なら、株価の上昇よりむしろ下落から利益を得られる。彼の最初の株式取引は、銅採掘企業の株の空売りだった。姻戚関係の人が金を貸してくれたが、上げ相場にならないことに賭けたアーヴィングはきっと無一文になるだろうと、その人は思っていた。そして大恐慌がやってきたとき、アーヴィングは自分の資産を倍増して、その人が間違っていたことを証明した。

だがまもなく彼は、「バリュー投資」というもっと保守的な方法をとるようになった。これは1930年代にコロンビア大学で、この考え方の創始者ベンジャミン・グレアムから学んだものだ（有名な投資家ウォーレン・バフェットもグレアムの教え子だった。トーマスによると、アーヴィングとバフェットはいっしょに地下鉄に乗って講義に通ったという）。

バリュー投資という戦略では、投資家はその株の本当の価値を分析し、非常に安値で買えるときだけに買う。この戦略によってカーン・ブラザーズ社は、2008年の大暴落や、40年にわたって何度も起きた急落を切り抜けることができた。またアーヴィング自身が80年以上のあいだ、大恐慌をはじめとする多くの暴落を切り抜けられたのも、この戦略のおかげだった。

2014年、ロンドンの『ザ・デイリー・テレグラフ』紙のインタビューで、アーヴィングは、カーン・ブラザーズ社の道しるべとなってきた哲学について短く語った。

株価が高すぎる良い会社なら、いつでもあるものです。熟練した投資家はそういうのは買いません。ウォーレン・バフェットが、良い投資家は市場一般と反対の性格を持っていると言いましたが、まさにそのとおりですよ。わたしはどの暴落のときもバリュー投資にこだわりつづけたおかげで、資本を守って増やすことができました。投資家が忘れてはならないのは、第一の仕事は資本の保全だということです。それができたら、次の仕事に取りかかれます。資本で利益を得るためにね……。投資家の目標はつねに、ほどほどの利益を長期間にわたって得ることなのです。どうしてみんな短期間しか見ようとしないのか、わたしにはわかりません。人生を通して何十年も投資してきましたが……ゆっくりと着実に進むほうがわたしは好きですね。

アーヴィングが業界の先駆者となるのに役立ったバリュー投資の戦略は、ふだんの暮らし方にも反映されているようだ。彼は質素な生活を送り、必需品以外のものに金をかけるのを無駄だと考えていた。彼の衣装ダンスのなかがその好例である。オフィスに行くときの服装は、実用的なオックスフォードシャツに地味なネクタイで、寒ければ明るい青のウールのベストを重ねるだけ。また、毎日規則正しく夜8時に寝て朝7時に起き、ビタミン剤も欠かさず飲んでいた。

賢明なライフスタイルが長寿に関係していると思うかと尋ねると、「そうかもしれない」と彼は答えた。むしろ遺伝的なものだと思うかと訊くと、ノーと答えたあと、長寿の理由には興味がないからと、ていねいに付け加えた。だがありがたいことに、アルバート・アインシュタイン医科大学の長寿遺伝子プロジェクトには喜んで参加してくれた。トーマスは遺伝説に賛成であり、アーヴィングの食生活は不健康で、サラダよりチーズバーガーばかり食べていたという。また、アーヴィングの姉のヘレン・ライヘルトは110歳まで生き、なんと90年以上も喫煙していた（ふつうの人にとっては不健康な生活習慣でも、センテナリアンは影響を受けないという例が、ここでも見られる）。

アーヴィングが亡くなったとき、訃報を伝える新聞の大見出しで、世界最長老の株式仲買人と称された。記事では、ニューヨーク証券取引所の取引開始の鐘の音で100歳の誕生日を祝った、数少ない人のひとりであると伝えられた。

寿命を延ばす変異とは？

2006年、被験者のセンテナリアンのなかに、CETP変異に加えてAPOC3遺伝子に変異を持つ人たちがいることを発見した。これは中性脂肪高含有のリポタンパク質上にあり、そういうセンテナリアンは中性脂肪の数値が低く、HDLコレステロール値が高いことがわかった。この変異と寿命の関連性はセンテナリアンのなかでも大きな影響力があり、平均で1年寿命を延ばすようだ。中性脂肪は心臓血管疾患のリスクを高めるもので、肥満の人や2型糖尿病の人はたいてい数値が高い。このような研究結果から、全般的な健康が向上しているなかでは、コレステロールの制御が老化防止の最善策のひとつだと（まだ正式ではないにしても）いうことができよう。

同僚のアラン・シュルディナーは2008年に、アーミッシュの人々のなかでAPOC3と寿命のあいだに同様の関連性を発見した。アーミッシュの場合は、同じ遺伝子の違う場所に変異が見つかった。この機能喪失型変異を持つ被験者は心臓発作を起こしにくく、平均より長く生きたが、100歳には至らなかった。

2014年には、同じ変異を持つ別の2つの集団で、心臓血管疾患が約40％少ないことがわかった。このように、APOC3の変異の防御特性には多くの検証がある。うれしいことに製薬会社のアイオニスは、APOC3を阻害することで中性脂肪の数値を下げてHDL値を上げ、脂質パネルの数値を改善する薬を開発した。2015年に第3相試験を終えたので、この薬はまもなく使用できるだろう。

誤解のないようにいうと、メルク社によるCETP阻害剤の開発と同様、アイオニス社は老化を防ぐためにこの薬を開発しているのではない。目的は病気の治療である。しかし、センテナリアンにこの変異があるという事実は、安全だという良い判断材料になる。

　わたしたちの研究や治療法は、何よりも予防医学を可能にするものだ。インフルエンザやくる病の予防と同じように、老化の予防は社会や経済や政治にとって有益である。アメリカの元上院議員クレア・マカスキルと会ったとき、彼女は人々が健康で長生きすることの恩恵について語った。成人の糖尿病が「ささやかな」割合でも減少すれば、国の借金をなくせるという。より健康で、より長く生きるほど、わたしたちはより良く、安全で、繁栄する社会を作れるのだ。

　イタリア人はよく「セント・アニ」と言って乾杯するが、これは「あなたが100歳まで生きますように」という意味だ。これに相当するユダヤ人の祝福の言葉は「あなたが120歳まで生きますように」で、つまりモーセが生きた年数である。かつてそういう言葉は夢にすぎなかったが、もはや新しい日常になろうとしている。でも今のところは謙虚に、ただし喜びつつ、ヘブライ語の乾杯をあげよう。「レハイム（人生に）！」

第4章

成長ホルモン——少ないほどいい

Growth Hormone: Less Is More

もっと若々しくなりたいなら、《ビー・ヤンガー・トモロー》こそぴったりの商品です。加齢による肥満、しわ、筋力低下、性欲減退に悩んでいるあなた、1日たったの1カプセルですべてを解決できるのに、なぜ我慢しているのですか？　この画期的な薬にはヒト成長ホルモンが含まれています。さあ、何をためらっているのです？　若返りの泉が電話一本で手に入るのですよ。今すぐお電話ください。数に限りがあります。

（この宣伝文は、米国食品医薬品局により不当と評価された）

こんな主張は認められないし、食品医薬品局（ＦＤＡ）に承認されないのはいうまでもない。

たしかな科学的根拠がないからだ。むしろ研究により、成長ホルモンを増やすと害になりうることがわかっている。成長ホルモンの加齢による自然減少は不足とはみなされないし、本当に成長ホルモン不足の場合は、錠剤ではなく注射で治療する。ホルモンは食べると分解するので、効果が出るのに必要な量が腸から吸収されないからだ。

ルーカス・クラナッハ（父）による1546年の絵画『若返りの泉』では、老女が水に入り、若い女性になって出てくる。これはさすがに無理難題だ。仮に若返りを目指しているとしても、まずは老化を止める方法や、いうまでもなく遅らせる方法を見つけなければならない。それこそ老化科学者がやろうとしていることである。

老化を遅らせるために成長ホルモン値を上げるという考えは興味深いが、成長ホルモンは成長時には欠かせないものの、老化の面では害を及ぼしかねない。成長ホルモンが加齢とともに減るのなら、それをあわてて増やすことが有益だったり体を守ったりするのか、まず考えなければならない。第2章で述べたように、ホルモンの自然減少には防御作用があるので、ホルモン値を上げることには大きな問題がある。

成長しないことが並はずれた長寿につながる

表面上は、成長ホルモンの少なさと寿命は相反しているように見える。体の大きさと寿命の関係を見ると、大きな動物ほど寿命が長いからだ。しかし、それぞれの種のなかで見ると、まったく違うことがわかる。小型犬は大型犬より長生きするし、ポニーは馬より長生きする。成長ホルモン分泌不全性低身長症（以下、低身長症）を発症する遺伝子異常を持つマウスは、この異常を持たないマウスよりかなり長く生きる。わたしたちは、これが人間についても、とくにセンテナリアンにも当てはまるだろうかと考えた。

成長は生物にとって重要だが、大きな資源が要るエネルギー過程だ。そのため研究したほぼすべての種で、成長が早く止まると、健康寿命も寿命も延びることがわかっている。動物の成長ホルモン遺伝子を操作すると、成長ホルモン値が低い動物は、高い動物より長生きする。

たとえば、南イリノイ大学内科のアンドレイ・バートキー教授は内分泌学研究のなかで、成長ホルモンの欠乏がおもな原因である低身長症のマウスを研究し、ホルモンの欠乏と寿命に関連性があるとした。わたしはこのマウスに興味を持ったが、納得はできなかった。なぜなら、ヒトの「インスリン様成長因子‐1（IGF‐1）」は、益にも害にもなりうるからだ。一方では、IGF‐1値が高いと、さまざまながんが増殖しやすい。だが他方で、高IGF‐1値は認知機能、耐糖能、筋力、心臓血管機能の向上に関与しているのである。

> 成長ホルモンは、脳底部の鼻のすぐ後ろにある下垂体から分泌される。細胞受容体に

結合して成長、生殖、細胞の再生を促す。成長ホルモンが肝臓内の受容体に結合すると、肝臓から体の成長と維持に不可欠なもう1つのホルモン、「インスリン様成長因子－1（ＩＧＦ－１）」が分泌される。ＩＧＦ－１の受容体は体中にあり、それを通して成長ホルモンのさまざまな働きがなされる。

アルバート・アインシュタイン医科大学では、別の目的でもＩＧＦ－１を研究してきた。わたしたちはラットの脳、とくに視床下部を観察していた。視床下部は下垂体からのホルモン分泌を調整しているが、食欲、代謝、生殖という他の機能を調節する部位でもある。代謝では、何かを食べるとブドウ糖によってすい臓の細胞からインスリンが分泌され、血糖値を正常に保つ。インスリンはまた、空腹時にエネルギーとして使われる脂肪の「溶解」を妨げて、肝臓のブドウ糖生成を抑える。

わたしたちは、インスリンなどのホルモンで視床下部を直接コントロールすることで、食後に起こるすべての作用を調節できることを発見した。そこで、ＩＧＦ－１が直接視床下部を通して、体のブドウ糖代謝をコントロールできるかどうか知りたいと考えた。

これを調べるため、アルバート・アインシュタイン医科大学の小児内分泌学者ラディカ・ムズムダルは、ヒトのＩＧＦ－１少量をラットの脳の視床下部のすぐ横に注入した。するとＩＧ

F－1は視床下部の働きを通して、肝臓のブドウ糖生成を抑えた。つまり、答えはイエスだった。脳内のIGF－1値を高くすると、体でのインスリン効果に似た作用を及ぼし、しかも血流内にIGF－1を「流出」させなくても作用するのである。

分子薬理学および医学准教授で、アインシュタイン・ネイサン・ショックセンターの健康寿命グループのリーダー、デリック・ハフマンは、若いラットでも高齢のラットでも同じ結果を得た。しかし、IGF－1値が低い低身長症のラットは、そうでないラットより長生きし、代謝機能に問題がなかったので、どのようにしてIGF－1が益にも害にもなるのか不思議だった。

わたしたちは、成長ホルモン－インスリン様成長因子－1軸（GH／IGF－1軸）と呼ばれる、発育制御に関係する何百という生体タンパク質の経路の働きを詳しく調べることにした。仮説は、成長ホルモンとIGF－1軸における機能的な遺伝子多様体が、センテナリアンの長寿をもたらしているというものだ。

センテナリアンの成長ホルモンの秘密

被験者のセンテナリアンがかなり集まったころ、老化研究の分野でもっとも活躍している遺伝学者ユージン・スーを採用した。ユージンはGH／IGF－1経路の研究に関心を持ち、センテナリアンからできるだけ有意な情報を、できるだけ低コストで得る方法を考えついた。まず、GH／IGF－1経路に関係する何百もの遺伝子リストの、最初の12個の遺伝子から調べはじめた。これらのさまざまなDNAを調べたところ、いくつかの配列に多くの変化があり、IGF－1遺伝子そのものなど他の配列にはほとんど変化がないことがわかった。さらに遺伝子を次々と調べていき、ついに驚くような答えを突きとめた。大きく違うのはIGF－1そのものではなく、その受容体であるIGF－1Rだったのだ。

遺伝子異常は遺伝子そのものにも受容体にも起こりうるが、今までのところ、IGF－1遺伝子に大きな変異は見つかっていない。しかし9人のセンテナリアン（当時集めたセンテナリアンの2％）で、IGF－1の受容体にこれまで見たことのない2種類の変異が見つかった。そのうえ、このセンテナリアンたちは、変異のないセンテナリアンより平均2・54センチ背が低い。（ときどき平均身長はいくらかと訊かれるが、それはあまり関係がない。この研究の被験者は一般の人より背が低いし、男性と女性とで平均身長が違ううえに、年齢とともに背が低くなるからだ。そこで、最高身長と比べることにした）。

同じころ、フランスの生物学者マーティン・ホルゼンバーガーが、妊娠したマウスの卵子から、遺伝子を運ぶ染色体のIGF－1受容体をすべて取り除くと、子が死産になることを発見した。それほどIGF－1の働きは重要で、これがなければ、他のもので補うことはできないということだ。

ところが、ＩＧＦ－１受容体を半分だけ取り除いたところ、マウスは無事生まれた。このマウスは他のマウスより体が20％小さいものの、ＩＧＦ－１受容体を全部持っているマウスよりかなり長生きし、その長寿効果はメスのほうに大きく表れた。このようにＩＧＦ－１受容体の変異と長寿の例は、自然界全体に存在することがわかった。

永遠に生きる細胞

アルバート・アインシュタイン医科大学では、実験でＤＮＡを無限に利用できるように、被験者のセンテナリアンの細胞をつねに「不死化」している。白血球の一種で、ウイルス感染と戦うために集められるリンパ球を、「リンパ芽球」という不死のがん細胞に変えて、冷凍するという作業だ。この細胞の一部を解凍すれば、ＤＮＡを増やすことができる。だから、被験者のセンテナリアンの細胞は、彼らの死後もずっと生きつづけ、科学的発見に貢献していくことだろう。

ＩＧＦ－１受容体に変異があるセンテナリアンの細胞には、機能障害があるのではないかと、わたしたちは考えた。それを確かめるため、南カリフォルニア大学レナード・デイビス老年学部の学部長で、わたしの親友のピンカス（ハッシー）コーヘンは、変異がある細胞とない細胞を研究した。その結果、わたしたちの考えが正しいことを実証した。変異のある細胞はＩＧＦ－１の作用を妨げるのだ。しかし最初の対照群に変異を持つ人がいなかったので、この研究結果の論文を発表しようとすると、ゼロと比較したのでは統計的比較にならないと統計審査官から指摘された。

そこで対照群の範囲を広げて、もっと多くの人を検査し、やがてユージンが受容体の変異を持つ人を見つけた。ついに、わたしたちの研究結果は統計的に正しいと認められた。そして、ＧＨ／ＩＧＦ－１経路の機能調節が、ヒトだけでなく自然界全体で寿命に影響するという証拠とともに論文を発表することができた。もともとの初校の内容は、ある集団の人々は動物実験で見られるように、１つの多様性が引き起こす遺伝子の機能障害によって健康寿命や寿命が延びるかもしれない、というものだった。

ＧＨ／ＩＧＦ－１軸における他の変異が、世界中の並はずれた長寿の人々のうちに発見されているが、わたしたちが見つけたＩＧＦ－１受容体の変異はアシュケナージ系ユダヤ人にしか見られない。ただ、被験者のセンテナリアンの２％に見つかったことで、十分に説得力があるとは思えなかった。ひょっとしたら、この人たちはがんにならずにすんだため長生きしているだけで、他の病気から守られているのではないのかもしれない。

その一方で、同じ大学の遺伝学者ギル・アツモンは、世界中で数パーセントの人にしか見られない、成長ホルモン受容体（GHR）の配列内の大きな欠失を観察していた。成長ホルモンが受容体に及ぼす作用はいくつかあるが、わたしたちが知りたいのは当然ながら、被験者の肝臓が血中に分泌するIGF－1の量である。

ギルは、被験者の男性のセンテナリアンの12％が「d3GHR」というエクソン（タンパク質の遺伝情報がコードされている部分）全体にこの欠失を持ち、対照群では3～4％しか持っていないことを発見した。センテナリアンに多く表れるということは、長寿の遺伝子型なのかもしれない。つまり、もう1つの手がかりを見つけたわけだ。もしこの欠失が成長ホルモンの働き、とくにIGF－1の生成に影響するのなら、成長ホルモンは肝臓から十分なIGF－1を作れないだろう。

実際、そのとおりだった。欠失のあるセンテナリアンのIGF－1値を測ると、欠失のない人より非常に低かった。なので、彼らは一生を通じてこの変異があるため、欠失のないセンテナリアンより背が低いはずだ。ところが、ここでわたしたちは謎に突きあたり、そのせいで研究結果の発表が10年近く遅れた。彼らは変異のない人たちより、ずっと背が高かったのだ！

いったい、なぜだろう？

ギルは、アシュケナージ系ユダヤ人以外の人々でも、この研究結果を検証できるかどうか調べることにした。つまり、他の人たちにも欠失があるかどうか、もしあるなら、もっとも高齢の人たちによくあるかどうかを見たのである。
老化研究を行っている３つのグループに働きかけたところ、３つのグループとも、並はずれて長寿の人々にこの欠失がとても多いことがわかった。この検証結果には胸が躍ったものだ。これはすばらしい発見だと確信した。ただし、まだ問題が残っていた。欠失のあるセンテナリアンが、欠失のないセンテナリアンよりずっと背が高くなる理由を説明しなければならない。この変異はＩＧＦ－１を減少させるのに、どうして背が高いのだろう？
この発見をハッシーに伝えると、彼はこの謎を解くため、変異のある細胞を培養して、その細胞の成長ホルモン受容体の活性化と増殖能力を測定することにした。この測定で、活性化も増殖能力も非常に妨げられていることがわかった。ハッシーは実験を繰りかえし、余分な成長ホルモンを細胞に加えてみた。すると、まるでスイッチを入れたようになった。成長ホルモンで刺激することで、活性の低かった同じ細胞が、対照群の細胞よりずっと高い活性化と増殖能力を見せたのだ。ユリーカ（わかったぞ）！（ギリシャ語で「われ見いだせり」の意。アルキメデスが金の純度を測る方法を発見したときに叫んだとされる）
平均より背が高い人たちは、成長ホルモン値が高い思春期に背が伸びた。そして思春期が過ぎて成長ホルモン値が下がると、受容体が衰退し、細胞が作るＩＧＦ－１が減りはじめ、結果として、低いＩＧＦ－１値のおかげで長生きした。背が高くても、同時に成長ホルモン軸に変異を持ち、並はずれて長生きすることができるのだ。このことは、生涯を通じてＩＧＦ－１の活性が低い必要はないということも示している。つまり高齢期に操作することで、同じ効果が得られるかもしれない。

受容体変異についての発見と同じころ、いくつかの低身長症の集団についての研究が世界中で行われていた。ラロン型低身長症の人は身長120センチ足らずで、90歳以上まで生きる人が多く、全員が成長ホルモン受容体を不活性にする変異を持っている。

イスラエルの内分泌学者ズヴィ・ラロンはわたしの父の友人で、わたしがはじめて科学論文を発表したときの学会の議長を務めた人だが、その彼が、ユダヤ人の近親婚が多いイスラエルでこの症候群を発見して研究した。両親から双方の潜性（劣性）対立遺伝子（すなわち特定の遺伝子の多様体）を受け継いだ場合は低身長症になり、一方、正常な対立遺伝子を1つ持っているきょうだいは障害なく生まれる。

ラロンの最大のコミュニティーはエクアドルにある。彼らはスペイン異端審問のときにスペインから逃れてきたが、生き延びるためにキリスト教に改宗したユダヤ人だという。コミュニティー内の結婚により、潜性遺伝子が2つ合わさることで低身長症になったり、病気になったりすると考えられる。

エクアドルのラロン型低身長症の人々を診察しているジェイム・ゲバラ＝アギーレ医師は、この病気を研究するため、ハッシー、そして南アフリカ大学長寿研究所所長ヴァルテル・ロンゴとチームを組んだ。

この研究で、ラロン型低身長症の人は成長ホルモン受容体に変異があるため、ＩＧＦ－１値が低く、おもな加齢性疾患のうちの２つである糖尿病とがんがほとんどないことがわかった。変異のある人の人数が比較的少ないので、この研究で、変異のある人がない人より長生きすると証明することはできない。それでも、わたしたちの被験者のセンテナリアンでの発見と合わせれば、低いＩＧＦ－１値が長い健康寿命につながり、多くの場合は長寿につながることを示す証拠となる。

わたしたちはまた、並はずれた長寿の人々を研究している他国のグループとも共同研究している。この世界的な共同研究の結果でもっとも一致が見られる発見は、「ＦＯＸＯ３ａ」という遺伝子に関するものだ。

これと同じ遺伝子を回虫のなかに発見した生物老年学者シンシア・ケニヨン（キャリコ社）は、この遺伝子が寿命における門番の役割をしていることを突きとめた。細胞核を出入りしながら、腫瘍の抑制や細胞死などの因子の作用を制御しているのだ。

一方で、老人病専門医のブラッドリー・ウィルコックスは、ＦＯＸＯ３ａに多様体のある人々が、ない人より代謝がよく、心臓血管疾患になりにくいことを発見した。わたしたちの研究を含め、さまざまな長寿研究から得られた遺伝的情報をまとめると、ＦＯＸＯ３ａの多様体は、対照群よりも並はずれた長寿の人々に非常に多く見られたのである。

後成的メカニズムによって寿命が延びる

低いＩＧＦ－１値が寿命を延ばすのとは別に、いくつかの後成的メカニズムが同じ作用を及ぼしているようなので、このようなメカニズムがさらに見つかるのを期待している。わたしたちが研究している３つのおもなメカニズムについて述べよう。

■ＤＮＡのメチル化――いくつかの遺伝子を不活性化し、他の遺伝子を活性化する化学反応。

■ヒストン――「ヌクレオソーム」という構造単位のなかに、ＤＮＡを詰めこんでいる細胞核内のタンパク質。クロマチンのおもなタンパク成分で、ＤＮＡのまわりに巻きついている。遺伝子制御の役割も担っている。

■マイクロＲＮＡ（ｍｉＲＮＡ）――小さなリボ核酸分子。他のＲＮＡを抑制し、ターゲットとする特定の遺伝子の発現を妨げる。

後成的メカニズムは、食事、薬物、環境化学物質などの環境が体に及ぼす影響にある程度関与していて、加齢とともに健康をひどく害することもある。たとえば、喫煙によって生化学物質のメチル基がＤＮＡ配列に結合し、ＤＮＡの転写を変化させることがある。転写を抑えたり（こちらのほうが多い）、活性化したりして、老化やがんなどの病気のリスクを高めかねない。

ギルとわたしは、寿命におけるメチル化の役割を研究するための助成金を得た。この研究のひとつは、被験者のセンテナリアンの多くやその子、対照群のＤＮＡにおいて、特定のメチル化が起こっている10万以上の部位を調べることだ。しかしメチル化部位のこれほど多くの変化を解明するのは、まるで干し草の山で針を探すようなものだ。ときには干し草がどんどん増えていくような気さえする。

メチル化は加齢とともに増えるうえ、さまざまな細胞でさまざまなときに起こるので、すべてのデータを解明するには、しばらく時間がかかるだろう。とはいえ、すでにはっきりしていることがいくつかある。

第1に、メチル化の多くの変化は、加齢とともに自然に起きる。第2に、センテナリアンの染色体のメチル化のパターンは、対照群のパターンとは違う。ただし、メチル化部位には加齢とともに大きくなるものもあれば、その部位に特異なメチル化で年を取っても変わらないものもあるようだ。第3に、センテナリアンの子のメチル化パターンは、センテナリアンと対照群の中間くらいのパターンである。これらの観察が進めば、寿命に関係するメチル化パターンをいずれ特定できるだろう。

一方、カリフォルニア大学ロサンゼルス校の遺伝学者スティーヴ・ホルヴァート、イエール大学の病理学者モーガン・レヴィーンたちのチームは、数百のメチル化部位だけで実年齢を予測できる「クロック（時計）」というものを作った。このクロックは生物学上の年齢よりも正しく予測できるので、すでにこの新技術を使って試験を行っている企業もある。

後成的メカニズムには保護的な性質もあることがわかっている。もっとも良い例が赤ワインに見られるポリフェノール、レスベラトロールだ。レスベラトロールはヒストン脱アセチル化酵素を活性化する。これはヒストンの成分を修正して、DNAにもっとしっかり巻きつくようにする酵素だ。つまり、この脱アセチル化は、DNAというCDにたまった「傷」を消すことで、DNAの発現を調節する。その結果、この部位は再活性化し、ゲノムが若いときの状態に戻る。

また、寿命を延ばしていると思われる他の後成的メカニズムについては、ユージンがセンテナリアンのリンパ芽球を使って何百というマイクロRNAを研究し、その数値の多くが加齢とともに下がることを示した。だが同時に、約3分の1のセンテナリアンが、数値が劇的に上がるマイクロRNAの集団を持っていることを発見した。なかには、他のセンテナリアンや対照群の100倍も上がっている人さえいた。

彼女はまた、あるマイクロRNAがIGF－1受容体の活性を抑えることも発見した。前回の研究で、リンパ芽球自体に問題があるのかもしれないという批判を受けたので、同じマイクロRNAがセンテナリアンの血中で数値が上がることをユージンは確かめた。だから今や、成長ホルモン経路の活性を抑える遺伝的メカニズムを持った、もう1つのグループが見つかったのである。

わたしたちは長い期間をかけて、半数以上のセンテナリアンで成長ホルモン活性が低下することへの遺伝的な説明を見出した。なのでわたしは考えを改め、今では、これが並はずれた長寿の重要な因子に違いないと信じている。

ちなみに、なぜ成長ホルモン値そのものを測定しないのかと疑問に思う人のために説明すると、それでは正確に測れないからだ。成長ホルモンは一日中上下しながら分泌されるので、数分ごとに採血しないかぎり正しく測るのは難しい。また成長ホルモンは加齢とともに減少する。だがＩＧＦ－１は、成長ホルモンの命令だけでなく、細胞からの要求に応じて分泌されるので、血中濃度が保たれる。

わたしたちの遺伝的発見を受けて、アルバート・アインシュタイン医科大学のヒト寿命研究主任ソフィア・ミリマンは、ＩＧＦ－１値のもっとも低い人が高い人より長生きするだろうかと疑問を抱いた。この疑問を解くため、被験者のセンテナリアンの血漿試料を最先端施設に送り、ＩＧＦ－１値を含むさまざまなホルモンを測定してもらった。するとＩＧＦ－１の平均値が最低の女性は、平均値が最高の女性の2倍いて、しかも3年長生きしたことがわかった。

これはすばらしい結果であり、わたしたちの遺伝子データと合わせると、有無をいわせない意味を持つ。とくに説得力があるのは、ＩＧＦ－１値が最低の女性の死亡率が、ＩＧＦ－１値が最高の女性の半分だということだろう。しかし、男性では同じような相関関係は見られなかった。女性は男性より平均2～3年長生きするとはいえ、老化に対する性差の影響はこれまで注目されてこなかったが、じつはこの違いは重要なのである。

ふり返ってみれば、老化生物学研究における老化科学者の大きな過ちのひとつは、動物実験でおもにオスのげっ歯類を使っていたことだ。メスは月経周期によって行動や代謝が変化すると考えていたからだが、これについてはまだ確かめられていない。

次にソフィアは、IGF－1値が低い女性の認知機能がどうなっているか知りたいと考えた。IGF－1値が高いほど認知機能が良いはずだが、IGF－1値のもっとも低いセンテナリアンの女性たちが他の人より長生きだったからだ。驚いたことに、この女性たちは認知機能が衰えるどころか、IGF－1値が高い人の半分しか認知機能障害がなかった。男性では逆の傾向があったが、まだ結論を出せるほどの情報はない。

IGF－1について知りたい最後の疑問は、筋肉に及ぼす影響だった。IGF－1は成長と維持のための主要なホルモンである。ということは、長生きするほど体は弱くなっていくのだろうか。

センテナリアンの筋肉量、握力、歩行速度を検査したところ、IGF－1値が高い人たちと結果に違いがないことがわかった。ただし男性の場合は女性と違って、IGF－1値が高いほうが筋機能も少し良いようだ。このデータについては以下のように解釈できる。思春期に低I

GF－1値の効果で十分に筋肉が発達し維持されれば、筋肉が弱くなるという低IGF－1値の理論上の作用が打ち消されるのだろう。

研究結果を活用する

これらの研究結果から、わたしたちは成長ホルモンの作用を抑える薬を開発できるはずだと考えるようになった。しかし、高IGF－1値がより良い認知機能につながることを示す研究もあったので、混乱させたくはなかった。そこで、デリック・ハフマンとともに助成金を申請し、IGF－1は認知機能や糖代謝の向上などの良い影響を脳に与えるが、体にはがんのリスクを高めるなどの悪影響があるという仮説を検証した。

ちょうどそのころ、製薬会社のアムジェンが、がんの治療薬として、IGF－1受容体の作用を妨げる抗体を開発していた。多くのがんはIGF－1受容体の数値を上げるので、これががんの成長を助けていると考えられるからだ。薬が開発されると、すい臓がんの患者に投与されたが、臨床的な効果は見られなかった。ただ、すでに開発されているし、ヒトへの使用も認可されているので、臨床的意義のある別の使い道があるのではないかと、わたしたちは考えた。

わたしたちはアムジェンのフランク・カルゾーンとペドロ・ベルトランとの共同研究を行った。センテナリアンの体内で自然に行われているようにIGF－1受容体をターゲットにすることで、健康寿命と寿命を延ばせることを証明するためだ。

これは、ＩＧＦ－１の作用を阻害すれば高齢の動物の健康寿命と寿命が延びるというわたしたちの仮説を、まさに証明してくれるものだった。ＩＧＦ－１Ｒ（ＩＧＦ－１受容体）抗体は血液脳関門を通れないので、脳内でのＩＧＦ－１の作用を阻害することなく、体内でのみ阻害できる。この抗体で治療したマウスに何が起こるか、オスとメスで治療結果に違いが出るか、健康寿命と寿命に影響するかどうか、わたしたちは知りたかった。治療薬開発にとってさらに重要なのは、高齢のマウスでも若いマウスと同じように効くかどうかである。

ＩＧＦ－１Ｒ抗体の安全性と有効性を確かめるため、デリックは６カ月の実行可能性調査を行い、オスとメスのマウス（生後18カ月）に抗体を毎週注射してみた。メスは体重、組成、エネルギーバランスで、なんの影響も見られなかった。オスは筋肉量が著しく減ったのに脂肪が減らなかったため、筋肉に対する脂肪の割合が増えた。

次にデリックは、健康寿命における抗体の阻害効果を確かめた。年を取ると、男女とも持久力、筋力、運動協調性に高齢者特有の衰えが見られる。ところが、この抗体による治療を受けたメスは、受けていないマウスよりルームランナーで50％長く走ることができ、握力が２倍になり、運動協調性も向上した。オスは、運動負荷試験で多少の効果があったが、筋力では効果が見られず、運動協調性はわずかに向上しただけだった。

高ＩＧＦ－１値は体のほとんどに害をなすようだが、心臓には良い効果があるとされている。

ＩＧＦ－１Ｒ抗体による治療は、メスでは心臓機能に悪影響を与えず、むしろ拡張機能を若いころのレベルに回復させた。拡張機能障害は、老化によるおもな心臓機能障害である。ただし、オスではこの機能は回復しなかった。

デリックはまた、高齢のマウスでさまざまな病理解析を行った。すると、メスでは腫瘍の成長が減少したが、オスでは腫瘍が増える傾向が見られた。つまり、低ＩＧＦ－１値はメスのマウスには非常に有効だが、オスにはそうでもないようだ。

次の疑問はこれである。ＩＧＦ－１Ｒ抗体を投与されたメスは健康寿命では明らかに効果が見られるが、寿命も延びるだろうか？　晩年でも生存を延ばせるかどうか確かめるため、高齢のメスのマウスで月齢18～22カ月から死ぬまでの寿命研究を行った。すると、ＩＧＦ－１Ｒ抗体を投与されたマウスは、投与されていないマウスより平均10％長生きした。そのうえ、マウスの死後に行った病理検査によると、マウスのおもな死因である、がんによる死亡が著しく減った。

この研究は、低ＩＧＦ－１値と寿命の関係を明らかにしただけでなく、すでにヒトに使われている薬の前臨床実験にもなった。そして貴重な教訓を教えてくれた。老化をとどめるのに、遅すぎることはないのだ！

この研究はまた、これまで行ってきた動物調査研究について、わたしの考え方を変えるものとなった。わたしたちは実験動物で手がかりを探すことから、ヒトの変異群を探すことへと方向性を変えた。それからヒト用の薬を作り、効果と安全性をまず動物で確かめればいい。すでにこの方法によって、センテナリアンに見られるヒトのＩＧＦ－１Ｒの変異を人工的に組み入れた遺伝子を持つラットを作り、加齢とともに何が起こるか、ラットの一生を観察していると ころだ。もし健康寿命と寿命が長い「センテナリアン」ラットを作ることに成功したら、老化研究の新しいモデルとなるだろう。

成長ホルモンは寿命を「育まない」

どんなに派手に宣伝されていようと、成長ホルモンで寿命が延びることはないと断言できる。また、成長ホルモンを摂る「メリット」さえ、思われているものとは違うことが多い。たとえば、成長ホルモンは脂肪を「溶かす」ので筋肉が目立ちそうだが、じつは成長ホルモンを摂っても、よくいわれるように筋肉が強くなったりはしない。成長ホルモンを摂ると元気が出るという人たちは、ほとんどが偽薬効果を感じているだけだ。

医学誌『ザ・ニューイングランド・ジャーナル・オブ・メディスン』で１９９０年に発表された研究論文によれば、12人の高齢の男性に少量の成長ホルモンを６カ月間投与したところ、脂肪細胞が減り、除脂肪細胞と筋肉量が増え、腰椎の骨密度が上がったが、空腹時血糖値と平均収縮期血圧の上昇も見られたという。このため長期間投与すれば、高血圧、糖尿病、浮腫などにつながるかもしれないと結論した。また、成長ホルモンの効果が運動のみで得られる効果より大きいか疑問である、とした。

この論文の著者ダニエル・ラドマンは、成長ホルモンの摂取は寿命には効果がないと明言している。「アンチエイジング（老化防止）」製品のメーカーが商品に含まれる成長ホルモンの効果の証拠として、この研究論文を挙げていたため、『ザ・ニューイングランド・ジャーナル・オブ・メディスン』誌は２００３年にわざわざ論説を載せ、それは嘘だとはっきりと主張した。「もし本誌に発表された研究論文をもとに『ヒト成長ホルモン分泌促進剤』を買う人がいるなら、その人はだまされている」

論説によれば、子どもの低身長の治療に成長ホルモンを使用することは安全だという。被験者の背の高いセンテナリアンも、思春期に成長ホルモン値が高くても寿命には明らかに影響がなかったので、小児期の成長ホルモン治療が老化を早めることはないだろう。フランスの研究では、成長ホルモンを投与された子どもは大人になったときに高血圧になりやすいと示されているが、思春期の短期間の投与が安全ではないと結論できるような証拠は見られない。

ただ、その治療効果は別として、成長ホルモンの不足は子どもたちにとって良いのかもしれない。低い成長ホルモン値が、寿命と健康寿命を延ばすことに深くつながっていると思われるからだ。たとえ成長ホルモンに関する実験研究にまだ疑いを抱いていたとしても、被験者のセンテナリアンについてのデータを見れば、わたしの心は揺れ動いただろう。彼らの半分以上がIGF－1受容体、マイクロRNA、FOXO3aのどれかに変異があり、そのうち何人かは複数の変異がある。だから、いちばん有望な長寿への道は、これらのホルモンを減らしたり、部分的に抑えたりする治療だとやがてわかるかもしれない。

第5章

細胞の奥にひそむ長寿の謎を解く

Unraveling the Longevity Mystery Deep Inside Our Cells

ネタバレ注意——ミトコンドリアはエネルギーを作るだけではない

科学者たちは3世紀以上も細胞を研究してきたので、その謎をほぼ解明したか、少なくとも重要な機能はだいたいわかったと考えていた。ところが約15年前、ハッシー・コーヘンがまったく予想もしないことを発見した。エネルギー生産器官だとずっと思われていたミトコンドリアという細胞内の小器官が、じつはもっと多くの働きをしていたのだ。でも、この発見がどれほど革新的か理解してもらうために、まずは細胞そのものについての歴史をざっとふり返ってみよう。

1665年、ロバート・フックは、顕微鏡下のコルクの薄い切片のなかに小さな構造物を初めて発見し、自分が目にしているのは植物の構成要素だと考えた。ただ本当は、これは死んだコルクの細胞壁で、生きている細胞ではなかった。いずれにせよ、この小さな構造物が修道士の住む「セルラ」という小部屋を思わせたので、フックはこれを「セル（細胞）」と名づけた。フックによる細胞のスケッチは著書「Micrographia」（1665年）、邦訳は『ミクログラフィア図版集──微小世界図説』（仮説社）で発表されたが、彼が見たのは死んだ細胞だったため、生きた細胞のほとんどにある細胞核や他の部分が含まれていなかった。これらが発見されたのは、1674年にアントニ・ファン・レーウェンフックが初めて実質的な顕微鏡を作って、水滴中のアオミドロという藻を見たときである。

何世紀もの研究で、すべての生物が細胞でできていること、細胞が分裂して新しい細胞ができること、すべての細胞が基本的に同じ化学成分をもっていることがわかってきた。また、細胞には分裂するときに伝える遺伝情報が含まれていること、そして生きるのに欠かせないエネルギーを作る役割があることもわかっている。だが細胞はいつも頑丈とはかぎらない。それどころか、細胞の先祖はまったく哀れなものだった。じつはこのことから、細胞についての最新の発見の物語が始まる。

地球上で起きた結婚

細胞は10億年以上も地球上に存在してきたが、有史以前の細胞は未熟な形状だった。細胞内には、DNAとRNAという形で遺伝情報をもつ細胞核があり、細胞核は「細胞質」という液体に覆われ、それを細胞膜が包んでいた。でもこの細胞は、現在の力強い細胞と比べると、エネルギー生産量が少なく、機能も低かった。それでも試練が足りないかのように、原始の細胞は環境内の酸素のせいで腐食しやすい、つまり「さび」やすかった。こうした多くの試練のため、これらの細胞が大物になる見込みはほぼなかった。

ところがある日、すべてを一変させるような出合いが起こった。エネルギーが少なくて「さびやすい」細胞が、ある種の細菌と出合ったのだ。

この細菌は、たまたまエネルギーを作るのが上手いことしか能がなかった。いや、じつはそれだけでなく、この細菌はエネルギーを作る過程で酸素を利用することで、酸素から身を守る方法を知っていた。その魅力に勝てず、細胞は細菌をなかに入れて包み込んだ。これが「ミトコンドリア」という、細胞と細菌との美しい関係の始まりであり、「細胞内共生」の定義である。この結合によって細胞は力強くなり、非常に融通性と適応力のあるものになった。細胞はまさに逆境に打ち勝ったのである。

しかし最近まで、科学者はミトコンドリアの重要性を軽視し、細胞核がほとんどの制御をしていると考えていた。最初の貢献のあと、ミトコンドリアの役割はおもに約12個のタンパク質を作り、とくに主機能である酸化的リン酸化、すなわち燃料をエネルギーに変えることだと思われていた。また、細胞がこの関係で支配的な立場にあり、ミトコンドリアに数百のタンパク質を与えて命令を出しているように見え、とくに反応や制御を受けているようすはなかった。

では、この「結婚」はなぜ続いているのだろう？　その疑問への答えは、細胞だけでなく寿命そのものに関して、わたしたちがいちばん驚いたことだった。

ミトコンドリアの隠された目的

わたしがＩＧＦ－１と成長ホルモンを研究して寿命とのつながりを調べていたころ、ハッシー（コーヘン）はこれらの前立腺がんでの役割を調べていた。ＩＧＦ－１に結合するタンパク質は６個あり、それぞれに独立した役割があるらしい。

複雑なシステムだが、ハッシーはおもにインスリン様成長因子結合タンパク質３（ＩＧＦＢＰ３）に興味を持った。そしてＩＧＦＢＰ３の結合作用や相互作用を知るため、「ＦＩＳＨ法（ターゲットとする遺伝子に、蛍光物質をつけたプローブ［その遺伝子と相補的な塩基配列を有する合成遺伝子］を結合させ、蛍光顕微鏡で見えるようにする手法）」という技術でＩＧＦＢＰ３に結合する相手を探したが、ここで問題にぶつかっていた。結合するタンパク質があったものの、染色体の遺伝情報と一致しないのである。

やがて彼は、このタンパク質のＤＮＡ配列がミトコンドリア内の配列と一致することを発見した。当時の科学者たちは、ミトコンドリアが遺伝情報を指定するのは13の大きなタンパク質だけだと考えていた。でも今でこそわかったことだが、じつは他のタンパク質に結合するものがあっても、科学者の知っている配列に合わないという理由で、ゴミとして無視されていたのだ。

彼はさらに調べて、このペプチドのためのミトコンドリア遺伝情報が、ミトコンドリアからのメッセージによって翻訳され、細胞のリボソーム内でタンパク質が作られることを確かめた。またアメリカと日本の２つの研究チームも、ほとんど同時に同様の発見をした。

科学者たちはミトコンドリアがペプチドを作っていると知らなかったので、ミトコンドリアの秘密の働きの新発見は、これまで見過ごしていた生物学の新分野を切り開くことになった。ふたを開けてみれば、ミトコンドリアはなんと何百ものペプチドを作っているかもしれないのだ！　これらは「遺伝子のなかの遺伝子」として、ミトコンドリア染色体のなかに隠れている。しかも、タンパク質のための遺伝子があるとは知られていなかったため、研究するほど重要とは思われなかったのである。

３つの研究グループが細胞を用いた実験で、最初の「新しい」ペプチドが、アルツハイマー病に関与するタンパク質のアミロイドβ《ベータ》に囲まれたときに受けるダメージから、神経を守ることを示した。日本の慶應義塾大学のチームは、このペプチドを「ヒューマニン」と名づけた。ヒューマニンは最初に発見されたミトコンドリア由来ペプチド（ＭＤＰ）で、ミトコンドリアＤＮＡから作られる。この発見がやがて何百という他のＭＤＰの発見につながり、老化や加齢性疾患の回復におけるＭＤＰの役割がわかるようになっていった。

しかし当時は、ヒューマニンが動物モデルにおいて生理的役割を持っているかどうか、まだわからなかった。そこでハッシーが血中のヒューマニン値を測る試験を行うと、非常に高い生理的濃度で循環していることがわかった。そこで、生理と老化におけるこのペプチドの役割を探る実験を、アルバート・アインシュタイン医科大学で行おうとわたしたちは決心した。

とはいえ、いったいどれくらい可能性があっただろう？　どうやら、ミトコンドリアはペプチドを使って細胞内や細胞核と連絡し合うことができ、調子の良し悪しや、細胞のために十分なエネルギーを作っているかどうかを伝えて、それに細胞がうまく適応しているらしい。では、血中に高い値で見られるヒューマニンは、遠く離れた臓器とも情報伝達できるのだろうか？

わたしはある実験を思いついた。予備研究を省いた実験だったので、だれもが馬鹿げていると言ったが、とにかくやってみることにした。この実験を思いついたのは、臓器間で情報伝達できることがすでにわかっていたからだ。第２章で述べたように、レプチンは脂肪組織で作られ、血液で脳の視床下部まで運ばれて、空腹感やブドウ糖産生を抑える。

わたしは、ミトコンドリアがエネルギー代謝の調節中枢である視床下部に、直接伝達する方法を持っているのではないかと考えた。ひょっとしたら、ミトコンドリアはヒューマニンによって視床下部にメッセージを送り、脳だけでなく全身の代謝を調節しているのかもしれない。この仮説を研究室で検証するため、ごく少量のヒューマニンをラットの第3脳室、すなわち視床下部のそばに注入した。その結果、視床下部は完璧に代謝作用を管理した。つまりヒューマニンが視床下部に命令し、脳外のインスリン作用を向上させたのだ。

またわたしたちの実験では、ヒューマニンは肝臓からのブドウ糖産生を止めるインスリンの能力を増進させた。まるでわたしたちがインスリンを肝臓のそばに注入して、ミトコンドリアが十分なエネルギーを作っているから、もうブドウ糖はいらないと信号を送ったかのように、ヒューマニンは脳を動かしている。わたしたちの馬鹿げた仮説が当たったのだ。ミトコンドリアはMDPによって脳と連絡を取り合っている。ある意味では、それが視床下部が代謝を調節している理由でもある。

ヒューマニンの注入が直接脳を介して代謝を遅くすることを確かめるために、まずヒューマニンが血中に漏れていないことを確認した。次に、肝臓でのインスリン作用におけるヒューマニンの効果が、視床下部の伝達経路（START－3）によって引き起こされることを確認した。START－3を妨げると、ヒューマニンの効果が抑えられる。これは、ヒューマニンを肝細胞で培養しても直接的な効果がないことと一致し、肝臓でのヒューマニンの作用は脳を介して行われることを示すものだ。

最後に、糖尿病モデルのザッカーラットにヒューマニンによる治療だけを施すと、数時間で血糖値が正常値まで下がった。ヒューマニンは肝臓でのブドウ糖産生を抑えて、エネルギーとブドウ糖の代謝に役立ち、抗糖尿病効果があるのかもしれない。

ミトコンドリアは明らかに今まで知られていた以上の働きを担っていて、それはMDPによるものだ。これまでの研究によると、ミトコンドリアの数と機能は年齢とともに減少し、加齢性疾患の多くがミトコンドリアやその機能性と関係するようだ。わたしたちの研究を踏まえると、MDPが老化の調節で中心的な役割をしているのかもしれない。

ヒューマニン値は年齢とともに下がるものだが、被験者のセンテナリアンとその家族は数値が上がっていた。フリーダは95歳のとき、ハッシーがヒューマニン値を測った数百人のなかで最高値を記録した。とはいえ、ヒューマニン値が自然に高くなったのか、ストレスから身を守るのに必要だから高くなったのかはわからない。

寿命という観点からいえば、ヒューマニンはこれまで確認されたなかでもっとも有望なMDPのひとつである。しかし、ヒューマニン薬の開発の後押しを投資家にいくら頼んでも無駄だろう。というのも、特許を取得した日本人薬理学者の西本征央《いくお》医師が亡くなり、申請した薬品開発の特許が切れたからだ。特許が切れると、歌や本が公有財産になるのと同じで、権利を気にせずだれでも自由に使える。たとえ薬を開発しても、すぐに他の製薬会社に複製されてしまうだろう。だから今のところ、そんな薬を開発してもまったく儲からない。ハッシーは実験を続け、ＩＧＦＢＰ３がヒューマニンペプチドのアミノ酸番号６と結合する部位を変えると、ヒューマニン作用が細胞内でも脳実験でも飛躍的に向上することを発見した。

ところが、この類似体の特許を確保しようとすると、西本氏がヒューマニンペプチドのあらゆる選択肢の特許を取っていて、ＩＧＦＢＰ３の結合部位も含まれていることがわかった。そのため、わたしたちの特許申請はオリジナルではないという理由で却下された。これほど有益になりうる薬が、開発されない運命にあるのだ。

バイオテクノロジー企業はヒューマニン薬のすばらしい有望性に気づいているようだが、特許がなくては開発資金を集められないという現実を越えられずにいる。このような厳しい現実は、効果的な薬をだれもが使えるようにする際の多くの障害物のひとつにすぎない。

最期まで元気で

フリーダが80代後半で継続介護施設（高齢者が元気なうちに入所し、一生を送る介護施設）に入ったとき、まわりにいるのは高学歴の人ばかりで、みんなブリッジを楽しんでいた。正規の教育を受けていないフリーダには、このブリッジという気取った遊びが金持ちの「特権」に思えて、なんとなく場違いなところへ来たような気がした。でも、それもしばらくのあいだだった。現状に甘んじるような人ではないので、だれでも楽しめるポーカーをやりはじめ、たちまち多くの人々を引きつけた。やがて数えきれないほどの友人ができ、すっかりくつろげるようになった。

要するに、フリーダはそういう人なのだ。彼女は自分のルールに従って生きていた。そのことを息子のジェリー・ルーベンシュタイン（わたしの義父）が証言している。「ポーカーは4年間続いたんだが、あるときゲーム中に、母がテーブルでゲラゲラ、クスクス笑いだしたことがあってね。それを気難しく考える人がいて、母に注意したんだ。すると、母は椅子を後ろに引いて、『笑っちゃいけないようなゲームなら、こっちからお断りよ』と言った。そして席を立って行ってしまったんだよ」

90代になってもハイヒールをはいたフリーダは、自分に忠実な人のすばらしい見本だった。わたしと妻のローラがケープコッドに家を買おうかと考えたとき、大きな出費を抱えることになるため、お互いの意見が割れてしまった。

そこでローラは、フリーダのところへ行って相談した。「夢を先延ばししちゃだめよ」と、フリーダはためらわずに答えたという。フリーダはその後まもなく亡くなり、その知らせを聞いたローラはわたしを見て言った。「あの家を買って」。おかげで、わたしたちの暮らしはすっかり変わった。忙しい生活から逃げだしたいときに（とてもよくあった）、心が切望する天国を与えてくれたのだ。

フリーダの不屈の精神は、突きつめれば、若いころの苦労に培われたものかもしれない。彼女はポーランドで土がむきだしの床の家に育ち、2脚の肘掛け椅子をくっつけて眠った。石炭の貨車が通ると後を追って走り、落ちた石炭を拾うのが彼女の仕事だった。家族で暖を取るには、それしか燃料がなかった。

フリーダが9歳のとき、父親が仕事を求めて渡米した。その7年後に家族も（栄養不良で亡くなった妹を除いて）父のあとを追い、三等船室で大西洋を渡ってブロンクスに着いた。そこからはおなじみの、アメリカンドリームを手に入れようとする移民の苦闘である。フリーダは衣料品工場で働きながら、夜間高校に通った。数年のうちに、果物の行商をしているモイシェ・ルーベンシュタインと出会い、21歳で結婚した。

大恐慌のなかで3人の息子を持ち、第2次世界大戦後に経済が回復しだしたときも、貧困ラインぎりぎりの生活を送った。そのころブルックリンに住んでいたモイシェは、果物の卸売り業を始めたものの、まもなく行き詰まり、つぎに始めたのが戸外での果物の屋台売りだった。これで食べていくには、彼とフリーダが週6日で長時間、どんなに寒さ厳しい冬でも働かなければならなかった。

モイシェが1967年に糖尿病の合併症で亡くなり、フリーダは50代後半で未亡人になった。数年後に再婚したとき、人生がようやく好転して、「ぎりぎりの状態」から抜け出すことができた。

フリーダの人生の試練から生まれた不朽の実は、ゆるぎない楽観主義だった。ジェリーはこう語る。

「母には友人がたくさんいてね、とても人気者だった。それは母の性格の魅力的なところ、つまり、ほとんど現実離れした楽観主義のおかげだろう。まあ、現実離れしてるなんて言ったけど、あの楽観主義は母の人生経験によるものなんだよ」

楽観主義とともに守っていた主義は、物事を必要以上に深刻にとらないこと、すなわち必要以上のストレスをためないことだ。この点でフリーダとジェリーは、どちらも被験者のセンテナリアンだが、ずいぶん違う。

「わたしは衝動的に行動するほうじゃなくて、あらゆるリスクを検討したうえでリスクを負うタイプだね」と、89歳のジェリーは言う。

「若いころには、ぞっとするほどリアリストだと友人に言われたよ。母にも言われたことがある。『あのね、ジェリー、ときにはバカになってもいいのよ』ってね。これは母が生きるうえで大事なことだった。母は人生を、あんまり長く深刻にとろうとはしなかった。少なくとも、出来事のすべてを深刻にとったわけじゃない。だから、いつも人を惹きつける力があったんだろう」

その明るい人生観（多くのスーパーエイジャーの共通点でもある）のおかげで、フリーダは最期まで、精神的にも身体的にも回復力を持っていた。100歳で足首を骨折したとき、人生を楽しみつづけると決めていた彼女は、主治医が車椅子で生活するほうが安全だと勧めても、手術を受けると言いはった。ダンスが大好きだったので、車椅子にしばりつけられるなんて、まっぴらだったのだ。

フリーダは手術の翌日に家に帰り、順調に回復して、数回いっしょにワルツを踊ることができたが、やがて102歳で入院した。彼女が病気で入院するのは初めてだった。わたしが付き添っていたとき、彼女の体がとても健康なので、研修医が驚いた。

「薬は何種類飲んでいますか?」と、研修医がフリーダに訊いた。

「薬は飲んでいません」フリーダは答える。

「質問がわかっておられないようですね。ほら、朝ごはんを食べるときに、薬を飲むでしょう?」

「わかってますよ。でも、薬は何も飲んでいないんです」

フリーダは本当に健康で、薬の処方箋ももらっていなかった。ただ、このころまでに物忘れの兆候はたしかにあった。わたしたちが訪れると、まえもって予定していたのに、よく驚かれたものだ。でも予定していたと説明すると、彼女は「サプライズ」の訪問にうろたえるかわりに、こんなふうに言うのだった。

「まあ、すてき。だって、うれしいサプライズが2回だもの。電話をくれたときと、来てくれたときとね」

フリーダは2008年に102歳でこの世を去った。彼女の姉妹のひとりは90代まで、父親は102歳まで生きた。そしてフリーダの良好な健康に関しては、科学がどんなに証明しようと、要因ではないとわかっているものが1つある。

「母は運動の効果を信じてなかった」と、ジェリーは言う。「かなり年を取ったころに、いつも人から長寿の秘訣を訊かれていたけど、母は皮肉たっぷりに、果物の屋台でいっぱい運動したことだと答えていたよ。50年もまえのことなのにね」

その一方で、ジェリーは運動の効用をたしかに信じている。彼は40代半ばからテニスのシングルスを始めて、週3、4回プレイするようになった。今でも週2回プレイし、とても健康そうだ。そして、わたしたちが長寿遺伝子プロジェクトの一環として行っている、年に1回の認知機能検査の結果によると、少し「予習している」と本人が認めているものの、彼の知能は実際にますます冴えていっている。

検査のひとつでは、被験者に果物や野菜の名前を30秒以内でできるだけ多く答えてもらう。彼の成績が抜群だったので、そのことについて訊いてみると、彼は前日に食料品店に行って、できるだけたくさんの青果の名前を覚えたのだと答えた。だから認知機能テストでの成績は、記憶というより、だれにも負けないという意志の強さを示すものだった。とはいえ、テスト前に青果コーナーに行こうと思いつくほど頭が冴えているなら、まったく問題ないということだ。

また、その意志の強さのおかげで、ジェリーは若いころの貧困ラインぎりぎりの生活から抜け出して、大いに出世した。若者のときには、いずれ犯罪組織のマーダー・インクで働くようになるのだろうと思っていたそうだ。ブルックリンのブラウンズヴィル地区に住んでいたため、まわりは組織犯罪だらけで、友人たちがその道に転落していくのを目にしているうちに、人生はそういうものだと信じるようになってしまったという。

だが幸運にも、ブルックリン工業高校に入ったとき、人生にはじつは他の就業チャンスがたくさんあることを知った。高校からニューヨーク市立大学に進学し、夜に授業を受け、昼は配達サービスで働いた。会計学の学位を取って卒業すると、海軍幹部候補学校に合格し、海軍の西洋式の礼儀作法を幅広く身につけることができた。

40カ月の兵役を終えたとき、公認税務顧問の職を得たが、その仕事では満足できなかった。

「わたしの人生の目標は、自立した金持ちになることだった。自立という言葉が鍵なんだよ。それには、この中くらいの会計事務所にいたんではダメだと思ってね」

そこで、もっとチャンスがあるトラック運送会社の会計監査役という職に就き、80年代初頭までトラック運送業界で働いた。そのキャリアのなかで、経済的自立という目標を達成した。そればかりか、全米トラック運転手組合の組合長ジミー・ホッファと交渉したことさえある。

「話したいことをまえもって伝えておくと、ホッファのところに着いたときには、こちらの会社のことをわたしと同じぐらいよく知ってるんだよ」と、ジェリーはホッファについて語る。「そして、もし正当な主張ができなかったら、会見はおしまいだ」

そのとき、ジェリーには正当な主張があった。労働組合に加入している彼の会社は、新しいフルトラックロード・サービス（トラックやトレーラーの貸切便）を始めようとしていた。しかしその費用をまかなうには、ホッファに国家公認運賃協定の例外を承諾してもらい、非組合企業と同じ賃金や手当にする必要があった。ホッファは同意した。ジェリーはジミー・ホッファとの交渉に成功したのである。

退職するとき、ジェリーには妻バーニスと何不自由なく余生を暮らせるだけの資産があった。でも、いざやめてみると、自分にはせいぜいセミリタイアしかできないとわかった。

「退屈がどんなに恐ろしいかわかったよ。頭が衰えていくんだ。そんな生活で意欲なんか出るかい？　わたしは学問好きな人間じゃない。のんびり本を読んで過ごすなんてまっぴらだ」

そこで、あるレバレッジド・バイアウト・ファンド（企業買収を目的としたファンド）の経営に相談役として携わることにした。仕事は半日、しかも勤務時間は自分で決めるという取り決めだった。

「テニスもしたいし、オペラにも行きたい。それに質問なんて受けたくなかったからね。おかしなことに、それでもいいって言われたんだ」

同じころ、ジェリーは非営利の仕事に関わるようになった。その大半は、彼が敬愛するクラシック音楽に関するものだった。もっとも大切にしているのはフィラデルフィア・チェンバー・ミュージック・ソサエティ（PCMS）で、その創立にも協力した。

「わたしは、こういう非営利団体がみんな破産するのを見てきた。だから、ビジネスのように経営するという前提で、創立者（アンソニー・チェキア）といっしょにこの団体を起ち上げたんだよ」

34年後、PCMSは年に60回のコンサートを開き、チケット代がニューヨーク市で開かれる同等のコンサートの40％という安さなのに、赤字だった年は1度もない。ジェリーは音楽そのものへの情熱と同じく、幅広い聴衆に音楽を届けたいという情熱も持ちつづけてきた。

この数年、ジェリーはバーニスの介護に多くの時間を割いている。バーニスが脳卒中で倒れてから、ふたりで継続介護施設に入所したからだ。健康だからこそ、ジェリーは介護という新しい役割を引き受けようと決心することができた。そんな義父を見て、スーパーエイジャーを研究する科学者のわたしは、とてもやりがいを感じている。

多くのセンテナリアンの子のように、ジェリーが母親の長寿を受け継いでいるかどうか、つまり、高いヒューマニン値を受け継いでいるかどうかは、まだわからない。しかし、長い旅路を歩む不屈の精神を受け継いでいるのはたしかだ。ジェリーの人生は、旧世界から新世界へ移住したフリーダのような人生とは違うが、彼もある意味で遠い道のりを歩んできた。

「数年前、バーニスと車で、生まれ育ったブラウンズヴィル地区を通ったことがあってね。あそこで、わたしはギャングの一員になろうとしていた」とジェリーは言う。

「あそこは少しも良くなっていない。わたしが70年前に出ていったときのままだ。5番街の自宅に戻りながら、わたしはこう言ったんだ。『ここから5番街まで車でほんの40分だけど、それをなし遂げるのにほとんど一生かかったよ』」

こうした人生の旅路のあと、ジェリーがさらに前進しようとしているのは間違いない。

コーバー社の誕生

ヒューマニンの特許が切れた状態を変えることはできない。そこで、ハッシー（コーヘン）とわたしは自分たちでバイオテクノロジー企業を起ち上げようと決心した。次にすばらしい発見をしたときには、いっしょに臨床検査をして特許を取得し、できるだけ早く人々に届けるためだ。

コーバー社の創立目的は、ＮＡＳＨ（非アルコール性脂肪性肝炎）、肥満、がん、２型糖尿病、さまざまな臓器の線維症、心臓血管疾患、神経変性疾患などの加齢性疾患を引き起こす、潜在的な代謝機能不全の治療法を開発して、人々の健康寿命を延ばすことだ。さらに、臨床で抗がん治療や抗線維症治療に使えそうなペプチドをすでに発見している。

わたしたちはもともとミトコンドリア由来のペプチドに注目していたので、ミトコンドリアという言葉を含むか、暗示するような気の利いた社名にしようといろいろ考えたが、いいと思う名前はどれもすでに申請されていた。社名の候補リストに次々とバツがつけられていく。でも事業登録のまえに何か思いつかなければならない。そしてようやく、フィンランドから乗った飛行機がＪ・Ｆ・ケネディ空港に着陸しているときに、ぜったいだれにも申請されていない社名を思いついた。わたしは滑走路からハッシーに電話した。

「コーバーはどうだい？」

「強そうな名前だな。でも、どこからきてるんだ？」とハッシーは言った。

「ほら、Ｃ－Ｏ－ＨとＢ－Ａ－Ｒからだよ（ふたりのラストネームの最初の３文字）」

すると、ハッシーにはピンときたようだ。本当は将来の展望を社名に入れたかったので、わたしは今でも気に入らないのだが、この社名が登録されて、コーバー社が誕生した。

わたしたちは起業を決めたときに、バイオテクノロジー系の新規事業の95％がつぶれる原因であるミスをしないよう、互いに約束した。ふたりとも実験室で多くの研究をしている医学博士で生物学者なので、成功の可能性はそれほど高いとは思えなかったが、目標達成に必要なものははっきりとわかっていた。

また、数多くの製薬会社の諮問委員を務めているという強みがあったので、薬品開発に関わること、たとえば法律などをよく知っていた。このようにしっかりした土台があったので、もし他社が犯したようなミスをしなければ、成功の見込みはあるだろうと、ふたりの意見は一致した。

どれほど約束を守っていても、他の人ならしないような、わたしたちだからこそそのミスをたくさんするとは気づいていなかった。そして、多くのミスをした。それでも、最初の本社、カリフォルニア州パサディナのガレージから始めて、大きく成長してきた。幹部社員たちがこの仕事に合わなかったため、出だしはとても遅かったが、その後ジョン・アマトルーダを雇った。

彼はイエール大学で研鑽を積んだ内分泌学者で、メルク社で糖尿病薬の特許取得の責任者を務め、糖尿病薬のベストセラーのひとつであるジャヌビアを開発した人だ。わたしは当時メルク社の諮問委員だったが、ジョンを尊敬していたし、この薬を前臨床試験から市場での大ヒットまで育てあげた彼の成功に感服していた。ジョンは親友で、さまざまな企画のパートナーであり、やがてメルク社を退職したので、わたしたちは彼をコーバー社に誘った。薬品開発についてのアドバイスをもらうのに最適の人だからだ。

わたしたちはできるだけ有能な社員を雇おうと全力を注ぎ、同時に、老化科学者の第一人者であるデビッド・シンクレアも誘った。彼はすでにいくつかのバイオテクノロジー企業の起ち上げに成功していて、そのひとつがサートリス・ファーマシューティカルズという会社だが、これは製薬会社グラクソ・スミスクラインに7億2000万ドルで売却した。デビッドも親友のひとりで協力者だ。

2010年までにわたしたちの研究はかなり進みだした。でも新薬の開発には何百万ドルもかかるので、目標を達成するには、わたしたちの研究を信じて投資してくれる人を見つけなければならない。しかし、その経験のあるものはひとりもいなかった。しだいに投資したいという人たちに出会うようになり、それは励みにもなったが、わたしたちが必要とするような資金を持つ人はいなかった。

やがてある金曜日の午後、机の前にすわっていると、男性から電話がかかってきた。なまりがひどくて、何を言っているのかほとんどわからない。ただ「長寿」という言葉が聞こえたので、Eメールを送るようにと頼んだ。1時間後に届いたメールには、彼の上司、ミスター・リューについての紹介文が書かれていた。中国最大のガス・石油会社の個人所有者で、偶然にも長寿研究に興味があるのだという。

メールには、もう一件記されていた。

「ミスター・リューは火曜日に北京でお目にかかりたいと申しております」

わたしは控えめにいっても、疑ってかかった。中国の「ミスター・リュー」なる人物を詳しく調べようとしたが、ウェブ上にはミスター・リューという中国人が数百万人もいる。それでもわたしは、北京ではなくアルバート・アインシュタイン医科大学で火曜日に会いたいと丁寧に返事を書いて、ミスター・リューを招くことにした。

これで話は終わるだろうと思っていた。ところが数時間後に返事がきて、ミスター・リューと共同経営者が火曜日の朝にこちらに来るというのだ。これは大変だ、とわたしは思った。いったい、何に足を突っこんでしまったんだろう？　彼らは本当に裕福なビジネスマンなのか？それとも、ペテン師？

火曜日の朝、彼らはキャデラックのＳＵＶに乗って、アルバート・アインシュタイン医科大学へやってきた。ミスター・リューは英語を話せないことがわかった。通訳によると、ミスター・リューの家族の多くが高齢で持病があり、それをなんとか変えたいのだという。

中国では、高齢者の病気の問題がますます深刻になってきている。１９７９年から２０１５年の一人っ子政策のため、高齢者と若者の人口比が2対1に近づいているからだ。もし子どもが出ていけば、年老いた両親の世話をする者がいない。

通訳はまた、ミスター・リューは大きな利益を得ているので、世の中のためになることをしたいのだと語った。

その訪問中、わたしは彼を研究室へ案内した。彼はわたしのセンターの教職員に会い、プレゼンもした。その日の夜、ブロンクスの中国料理店でいっしょに夕食をとっていると、ミスター・リューの通訳が言った。

「コーバー社に1000万ドル投資しましょう」

息を呑んだわたしのために数分間待ってから、ミスター・リューは、利益が上がればすべてコーバー社に再投資すると説明した。突然、わたしたちの夢が実現しそうになったのだ。

結局、書類作成に数か月かかり、いよいよ合意書にサインしようという当日になっても、わたしたちの弁護士のレス・ファーガンはまだ詳細調査に不満があり、契約をやめるよう勧めた。わでも1000万ドルの贈り物を「結構です」と断るなんて、ハッシーもわたしも自分の人生録に残したくない。わたしたちには奇跡が必要なのだから。

そして、奇跡を手に入れた。

会合の日の午後、ミスター・リューは満面の笑顔で現れると、スマートホンを取りあげて、動画を見るようにと手ぶりで示した。

わたしはハッシーを見た。いったい、なんだろう……。

みんながスマートホンの画面のまわりに集まると、ミスター・リューはプレイボタンを押した。するとそこに映っていたのは、その日の朝、ニューヨーク株式市場の取引開始の鐘を鳴らしているミスター・リューの姿だった。彼の会社が上場したのだ。

レスがわたしたちのほうに振り向いて言った。

「合意書にサインしてください。詳細調査はもう十分です」（あとでわかったことだが、わたしの妻の法律事務所が、彼の会社の株式公開のための詳細調査を行っていた事務所のひとつだった）。

数か月後、ミスター・リューは最初の１００万ドルを送金してくれた。

有望なペプチドの探求

ミスター・リューから最初の送金があるまでに、コーバー社はヒューマニンに似た６つのペプチドを同定（物質の組成や機能を特定すること）した。ハッシーのグループはその「小さなヒューマニン様ペプチド」を略して、「ＳＨＬＰ」と名づけた。どのペプチドも、少なくとも１つの加齢性疾患を予防するようだった。

たとえば、ペプチドのひとつはがんに効き、いくつかはアルツハイマー病に効き、多くが重複する効果を持っている。またＳＨＬＰ２はアルツハイマー病予防だけでなく、代謝においてもヒューマニンと同じ作用をするらしい（今では、ＳＨＬＰ２は神経変性疾患の予防効果もありそうだとわかっている）。このように突如として、ハッシーとコーバー社は、非常に有望なペプチドを見つけるようになった。

しかし同じころに、最高裁判所がミリアド判決を出したのである。この判決は、遺伝子やペプチドのような天然分子は、すでに自然界に存在しているので、特許を取得できないというものだ。だからペプチドを商品化する方法は、SHLPを変化させて類似体（いわゆるアナログ）を作ることだ。このことは、ペプチドを天然のものより効果的で長持ちする薬に変えるチャンスでもある。また、ペプチドを類似体に変化させることで、薬剤として特許を取得できる。老化そのものと、あらゆる加齢性疾患を防ぐ薬を作るという、わたしたちの夢が達成に向かっていたのだ！

ところが、それからすべてが崩れ去った。ミスター・リューから総額250万ドル受け取って数か月後、証券取引委員会（SEC）が彼の会社の取引を停止した。多くの中国人事業主がニューヨーク証券取引所で会社を起ち上げて、投資家たちに示した計画を守らず、資金を中国に持ちかえっているとのことだった。

結局、ミスター・リューは投資家に資金を返している少数の事業主のひとりだとわかり、SECはようやく彼への処分を撤回した。でもそれまでのあいだに多くの事業を失ったため、彼は1000万ドルの残りを出すことができなくなった。わたしたちはこの成り行きにとても心を痛めていたので、コーバー社が利益を上げるようになったら、わたしたちが受け取るまえに、まず250万ドルをお返しすると、ミスター・リューに約束した。

この後退は苦しかったが、わたしの長年の親友のひとりが救いの手を差しのべてくれた。ジヨン・スターンだ。彼は事業を次々と起ち上げている起業家であり、劇場や競技場の座席に取り付けるカップホルダーを発明した人で、わたしたちは彼を暫定ＣＥＯとしてコーバー社に迎えていた。ジョンがわたしたちをアルビオン・フィッツジェラルドに紹介してくれ、この人が資金支援者となってくれたのだ。彼らのアドバイスと資金援助のおかげで、わたしたちはすぐに仕事を再開することができた。わたしがジョンと出会ったのは何十年もまえのことで、彼の父親が脳卒中で倒れたとき、わたしの父が部門長だった病院に運ばれて、そのふたりが友人になったからだった。

一方、アルビオンはソフトウェア設計やテクノロジー会社の起業で財を成し、そのまま続けることもできたが、バイオテクノロジーに投資しようと決心した。そのほうが社会に貢献できると思ったからだという。最終的には、コーバー社への投資家が集まったが、その75％がアルビオンの肩入れのおかげだった。

これらすべての資金援助のおかげで、わたしたちは数百のペプチドを同定し、新しい類似体を開発中だ。ＳＨＬＰに加えて、ハッシーがＭＯＴＳ－Ｃという、わくわくするような新しいペプチドを見つけた。これは肥満や2型糖尿病、非アルコール性脂肪性肝炎（ＮＡＳＨ）の治療に役立つだろう。さらにコーバー社の科学チームが数多くの他のペプチドを同定した。それぞれが異なる作用をもち、加齢性疾患に応用できるものなので、現在開発しているところである。

興味深いことに、世界中の人々がＭＤＰの遺伝情報に変異を見つけるようになり、この変異がさまざまな加齢性疾患と関係していることに気づきはじめた。

たとえば、被験者のセンテナリアンのヒューマニンの配列における変異は、改変ヒューマニンを生成し、これがアルツハイマー病の予防に関わっているのかもしれない。つまり、ハッシーの研究室で調べている現象だ。すでに述べたように、製薬会社は新薬開発の正当性を示すために、ヒトにおける多くの変異の概念実証（新たな技術やアイディアなどが実現可能かどうか検証すること）を必要とするので、このことは消費者の健康という観点から、また科学的見地から見ても重要な発見だといえるだろう。

このような経緯のあと、カリフォルニア州パロ・アルトに本社をおくコーバー社は、ついにナスダックに上場して株式会社になった。そしてミトコンドリアを基にした治療法（ＭＢＴ）、つまり老化と代謝機能不全によるさまざまな病気の治療薬という新興市場で、研究開発の先駆者となっている。コーバー社は現在、ＭＯＴＳ－Ｃの類似体によるＮＡＳＨ治療に専念し、すでに臨床研究中である。がんや線維症の治療も臨床試験に入るので、良い知らせが届くのを楽しみにしていただきたい。

第6章

老化は防げると証明するための探求

The Quest to Prove Aging Can Be Targeted

老化科学者たちが老化と寿命について研究を続けるなか、わたしたちは、ヒトを老化させる生物学的作用を防ぐことができると確信していた。CETPやAPOC3の多様体についての知識が薬品開発にどれほど役立ったか、すでに見てきたとおりだ。

そして動物実験では、健康を向上させて寿命を延ばす遺伝的、栄養的、薬理的介入によって、一般的な老化の過程を防ぐことに成功した。この発見によれば、老化の生物学的な速度は、たしかに遅らせることができるのだ。これだけでも未来は非常に明るい。そして、はじめはわたしたちの説にあきれていた人たちが、驚いて興味を示すようになってきた。

一方で、わたしは、老化をもたらす最初の過程を防ぐことで、あらゆる加齢性疾患の発病を予防するか、少なくとも遅らせることができないかと、考えずにはいられなかった。

たとえば、代謝障害はあらゆる慢性疾患の原因であり、カロリー制限でこれを改善すれば、健康寿命と寿命を延ばせることが動物実験でわかっている。老化の過程のひとつを防ぐだけで寿命を延ばせるなら、ひとりひとりにとって最適なものを防ぐ方法が見つかったらどうなるだろう？　また、もしすべての過程を防げたらどうだろう？

このようなさまざまな疑問に促されて、わたしは同僚と協力して会議を招集した。老化が病気のように研究に値するものだと示すために、何ができるか決めるためだ。これを示すことができなければ、ＦＤＡは老化に対する薬物治療を認可しないだろう。

ありがたいことに、老化の基本的な7つの特徴が、国立衛生研究所（ＮＩＨ）の組織を超えたグループであるジェロサイエンス・インタレスト・グループ（老化科学利益団体）によってすでに特定されている。これは老化科学発展の第一人者で、ＮＩＨの老化生物学部部長のフェリペ・シエラによって設立された団体である。

ＮＩＨが始めたもう1つのプロジェクトは、介入検査プログラム（ＩＴＰ）で、発病を遅らせて寿命を延ばす可能性のある治療法を調べるものだ。ＩＴＰによる研究で、分子と生理学的過程を同時に変化させることができ、「1つの改善が他の改善につながることが多い」ことが確かめられた。この7つの老化の特徴は、老化生物学の基礎である。

老化の特徴は改良されてきたし、今後も新たに発見されるかもしれない。とはいえ、どれもが動物実験で実証された老化治療のターゲットである。またこれらは相互に関係し、1つの問

老化の特徴

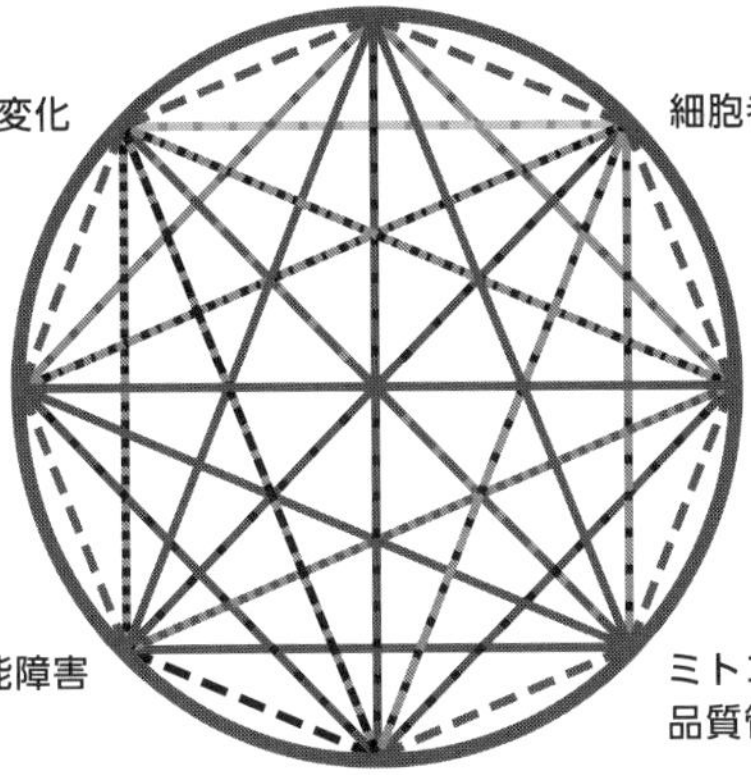

題を和らげると、他の問題も緩和される。わたしたちが目指しているのは、最適な介入の時期を見つけて、個別治療や併用治療の方法を見出すことだ。

染色体の維持について――ＤＮＡや他の細胞成分が傷つくと、細胞が消失したり、がんが発生したりする。このような損傷は、テロメア（染色体の末端部にあるＤＮＡ鎖）が短くなった部位で起こりやすい。

細胞老化――レオナルド・ヘイフリックは、細胞が分裂できる回数に限界があることを示した。最後まで分裂した細胞は外見と機能が変化し、「老化細胞」と呼ばれる。この細胞は加齢とともに増えるが、老化細胞が現れるのは他にも理由がある。もし細胞のＤＮＡが

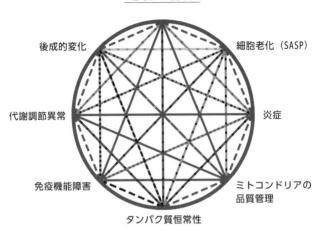

重大な変異によって損傷した場合、選択肢は2つある。

1「アポトーシス」という方法で自ら死ぬ。

2 老化細胞になって分裂をやめる。

原則として、細胞老化は良いことだ。もし傷ついた細胞が老化しなかったら、がん化するかもしれないので、老化は防御機構である。だが、この防御はずっと続くわけではない。この「ゾンビ」細胞は自死できないので、除去されないまま蓄積すると、炎症因子や細胞老化関連分泌形質（ＳＡＳＰ）というタンパク質を分泌する。ＳＡＳＰはまわりの環境を変え、がんを発生させることがある。つまり、細胞はがんにならないよう老化するのだが、それが組織内に蓄積すると、やはりがんや他の加齢性疾患を引き起こしかねない。

「セノリティクス」は、老化科学者とバイオテクノロジー企業が老化細胞を減らすために開発している薬品群の名前である。げっ歯類による前臨床実験では、老化細胞をたくさん持つ動物の健康全般が、セノリティクスの投与で大きく改善している。

炎症――炎症は老化によく見られるもので、体が故障を感じたときに修復しようとする反応である。残念なことに、慢性炎症はうまく調節されずに老化をもたらしてしまう。

ミトコンドリアの品質管理――ミトコンドリアは、おもに細胞のエネルギー生成装置として知られている細胞内小器官だが、年齢とともに、また加齢性疾患によって数が減り、形も機能も衰えていく。

タンパク質恒常性（タンパク質ホメオスタシス）――細胞内のタンパク質の量と質を保つ作用。タンパク質恒常性が損なわれるのは、たとえば自食作用という体の機能が低下したときだ。自食作用とは、細胞内で間違って組成されたタンパク質を除去したり、分解したりする作用である。

免疫機能障害――ウイルスや細菌などの病原体に対する免疫反応の低下。このため病原体による悪影響が増し、症状が悪化して回復が遅れる。新型コロナウイルスのようなウイルスが高齢者の命を脅かすのは、この免疫機能障害によるものだ。高齢者がこのウイルスに感染して数日経つと、免疫システムが暴走し、死に至りかねない症状を引き起こす。免疫反応を若返らせることで、高齢者に起きる免疫暴走を減らしたり、なくしたりできるかもしれない。

代謝調節異常――代謝はホルモン（たとえばインスリン）の活性の低下とともに衰えて、コレステロールや脂質の代謝、体脂肪、脂肪の分配に変化が起きる。

後成的変化――いくつかの生体分子は染色体間のつながりを妨げたり、DNAからの転写を妨げたりすることがあり、どちらも老化を早めることになる。そのような後成的変化をもたらすおもな原因は、ヒストンのアセチル化、DNAのメチル化、マイクロRNAにおける変化である。これらの変化は環境との相互作用によって活性化し、変異を起こさずに、多くの遺伝子の活性を上げたり下げたりできる。後成的変化には、幹細胞の形成不全や再生不全も含まれる。幹細胞が老化すると、新しい組織を再生する力を失う。

どの特徴にも、抵抗したり修復したりするメカニズムがあるが、ストレスへの適応力不足のために衰えていく。かつてはそのこと自体が老化の特徴だった。これまでずっと簡単だった活動がしにくくなると、細胞レベルでも気持ちのうえでもストレスを感じるようになり、そのことがさまざまな老化を早めるのである。

わたしたちは、老化の特徴の多く、もしくは全部に効く既存の薬を見つけたいと考えていた。だが、たとえ2、3の特徴にでも効く薬が見つかれば、薬で加齢性疾患の原因を防げるという有力な証拠になるだろう。

以前は無関係だと思っていた病理学がじつは密接につながっていて、老化の生物学的作用の疑問を解くには、ヒトの生理の全体的性質を無視できないことに、わたしたちは気づくようになっていた。そう考えると、健康寿命と寿命を延ばすという目標への近道は、さまざまな病気に効く新しい予防法や治療法の開発のような統合的アプローチかもしれない。たとえば、マウスの寿命を延ばすのと同じ治療介入が、しばしば筋肉や心臓の機能を向上させたり、加齢性の認知障害を減らしたり、数種類のがんを予防、もしくは進行を遅らせたりすることがすでにわかっている。

人生に良質な年月を加えるのに遅すぎることはない。高齢になっても健康で活動的でいられたら、不必要な苦しみを防ぎ、複数の慢性疾患を患う高齢者が負っているような経済的負担も減るだろう。また、早く治療介入すればダメージを最小限にしたり、なくしたりできる。

老化を遅らせることは、かつてはＳＦ小説のなかの話だったが、今日では科学的な信憑性を持っている。哺乳動物の老化を遅らせることが可能だとわかったのだから、ヒトの健康寿命も延ばせるという期待は膨らむばかりだ。それどころか、老化の動物モデルはさまざまな病気のモデルと違って、みなに共通するような結果を表している。老化の生物学的作用はどの動物でもほぼ同じだからだ。

ほとんどの動物が加齢とともに動きが鈍くなり、体の形が変化し、やがて死を迎える。とくに哺乳類は毛が抜け、骨、筋肉、血液が変化して、加齢特有の病気になる。だから老化メカニズムに効く薬のなかには、ミミズやハエのような原始的動物にも、サルのような複雑な動物にも効くものがある。

どの薬が目標に対して有望か、会議参加者たちの意見が分かれたのはいうまでもない。議論を重ねた結果、「メトホルミン」というごくふつうの糖尿病治療薬で試験を行うことになった。メトホルミンはジェネリック薬品なので比較的安価であり、肝臓でのインスリンの作用を向上させて体内の不完全なグルコース産生を改善する2型糖尿病の薬だ。

わたしはこれが選ばれてうれしかった。理由はたくさんあるが、その1つは、糖尿病患者におけるメトホルミンのグルコース産生の抑制効果について初めて発表したのが、わたしとラルフ・デフロンゾだったからだ。彼は、わたしが1980年代にイエール大学の特別研究員だったとき、アメリカで最初に指導してくれた人だ。

メトホルミンを服用した2型糖尿病患者は、朝に血糖値が下がり、一日中その効果が続く。血糖値を下げるメカニズムはわかっているが、メトホルミンが細胞の老化にどのように効くか、今も研究中である。

会議の際、線形動物やさまざまな月齢のげっ歯類の餌に、メトホルミンを加えた場合の結果が報告された。それによるとメトホルミンは、

■老化を遅らせて健康寿命を延ばし、
■さまざまな研究で、平均寿命を平均7~8年延ばし、

■特定のがんのモデル動物でがんなどの発病を遅らせ、ハンチントン病のモデル動物で機能低下の発症を遅らせた。

介入検査プログラム（ＩＴＰ）では、メトホルミンと、臓器移植拒否反応を防ぐ抗生物質ラパマイシンを組み合わせて投与されたマウスは、中間寿命（それぞれの群における個体数の半数が死亡する時期）が23％延びることがわかった（ラパマイシンだけの場合はオスで10～13％、メスで18～21％延びたので、組み合わせたほうが効果は大きい）。ラパマイシンも寿命を延ばす薬として有望だが、ターゲットに到達する能力が低く、ヒトの場合は糖尿病などの大きな副作用があるので、使わないことにした。

だが、わたしが老化の特徴を防ぐ研究でメトホルミンを提案したのは、ヒトの研究でわかったことがおもな理由である。

あるとき、イギリスの薬局の記録データの利用が許可された。このデータを使えば、ある医師の治療を受けている2型糖尿病の人と、糖尿病ではないが同じ医師の治療を受け、だいたい同じ環境で生活している人を特定できる。

研究によると、メトホルミンを飲み、他にも病気を抱えている糖尿病患者の死亡率は、糖尿病ではない、概ねやせていて病気も少ない人たちより低いことがわかった。彼らの死亡率はまた、他の糖尿病薬を飲んでいた糖尿病患者の半分だった。とくに約75歳の15万６０００人を調べた研究では、メトホルミンを飲んでいた7万8000人の死亡率は、対照群の7万8000人より約17%低かった。

この結果のすばらしいところは、対照群の人たちが糖尿病ではないだけでなく、最初からやせていて病気も少ないのに、メトホルミンを飲んでいる肥満で糖尿病の人たちより死亡率が高かったということだ。この調査結果は予想外であり、希望に満ちたものだった。

主張を証明できる既存薬を選ぶ

スペインでの会議のあと、メトホルミンの効果の証拠が圧倒的なほど出るようになった。老化に効きそうな他の多くの薬は安全性の問題がまだ解決していないが、メトホルミンは60年以上安全に使用されてきた。その安全性に加えて、新しい臨床試験により、メトホルミンを飲んだ被験者は2型糖尿病、心臓血管疾患、認知低下、認知症、がんになるリスクが著しく下がるという結果が報告された。

「糖尿病予防プログラム」という無作為化臨床試験では、メトホルミンによってあらゆる年代の大人3000人以上の2型糖尿病の発病が、偽薬より31%減ったことがわかった。また「英国プロスペクティブ糖尿病研究（UKPDS）」は、メトホルミンが従来の治療より、2型糖尿病患者の糖尿病関連死のリスクを42%下げたと報告した。

ＵＫＰＤＳはさらに、メトホルミンを飲んだ被験者は、心臓血管疾患になるリスクが20％下がることを発見した。また他の研究でも、同じようなメトホルミンによる改善が報告されている。なかでも「高インスリン血症――その代謝作用の結果（ＨＯＭＥ）」は、インスリン治療を受けている2型糖尿病患者を観察する研究だが、メトホルミンを投与すると、心臓血管疾患になる人が偽薬より40％少ないことを発見した。

がん発症や、がんに関連した死亡率もメトホルミンで減少することが、いくつかの疫学研究で示されている。メトホルミン効果についてのさまざまな研究を分析すると、がん発症は31％減り、がんに関連した死亡は34％下がった。

また、メトホルミンは乳がん、結腸がん、すい臓がん、前立腺がん、肝臓がん、肺がんに有効だとわかった。これはメトホルミンが老化そのものに効くことを示している。これらのがんに共通するリスクは老化だけだからだ。

認知低下に関しては別の臨床試験で、軽度認知障害（ＭＣＩ）のある糖尿病ではない被験者と、うつ病を患う2型糖尿病患者に認知能力の改善が見られた。他の研究では、メトホルミンを飲んでいるＭＣＩ患者に、たった8週間で注意力や記憶のような実行機能の改善が見られた。

そして観察研究の報告によれば、認知機能障害になるリスクが51％下がり、しかもメトホルミンをもっとも長く飲んでいる人たちは、リスクがもっとも低かったという。また、メトホルミンを飲んでいる2型糖尿病の患者は、他の糖尿病治療を受けている被験者より認知症の割合が低かった。

一方、2型糖尿病患者とそうでない患者を比べたイギリスの研究での発見が、さらなる観察研究でほぼ裏付けられた。つまり、メトホルミンを飲んでいる糖尿病患者のほうが対照群より生存率が高いということだ。また、慢性肝疾患や慢性心不全のような加齢性疾患を抱える患者で、晩年にメトホルミンの投薬を始めた場合でも、全死亡率が改善されることがわかった。

メトホルミン研究のすべてが、多くの研究で見られる結果を再現しているわけではない。それを認めることは大切だが、再現していない研究はたいてい正確さに欠けている。だがもっと重要なのは、メトホルミンがヒトに有害だと示す研究は1つもないということだろう。

アルバート・アインシュタイン医科大学では、糖尿病専門医のジル・クランドールとメレディス・ホーキンスの監督の下、平均70歳の15人を対象に「長寿研究におけるメトホルミン（MILES）」という小さな臨床試験を行った。

まず6週間の無作為の二重盲検試験で、各被験者はメトホルミンか偽薬を投与された。それから骨格筋と脂肪組織の生検を行う。次に2週間なんの治療も行わず、その後、最初の6週間メトホルミンを投与された被験者に偽薬を6週間与え、逆もまた同様にし、さらに生検を行った。

その結果、被験者全員に代謝の改善が見られた。この結果を生物学的にも研究するため、博士課程の学生アミヤ・クルカーニと生物学者ジェシカ・マーとともに、メトホルミン治療の前後の組織を調べてみた。すると、メトホルミンが老化の特徴にプラス効果をもたらし、細胞内の代謝経路と非代謝経路の両方に大きく影響したことがわかった。それどころか、被験者の脂肪と筋肉の生検材料と、若い人の生検材料を比べると、高齢者の細胞内経路のほうが若々しく見えた。

わたしたちは、これで証拠はそろったと思った。メトホルミンがそれぞれの病気の研究でこのように効くのなら、老化そのものを防ぐ効果をもたらしているといえるのではないか？ またメトホルミンは老化を遅らせて病気に影響を与えたので、老化が病気を引き起こすという証拠をさらに手に入れたわけだ。メトホルミンがヒトのさまざまな加齢性疾患を予防して寿命を延ばすことを示せたら、老化の原因を安全な薬で治療できるという証明になるだろう。

誤解のないようにいうと、メトホルミンがこれまで述べたような老化の特徴すべてに直接作用するとは思えない。おそらく、メトホルミンがミトコンドリアの酸化経路を適度に調節し、その結果として、インスリン感受性の改善と自食作用の誘発という代謝的適応が起きるのだろう。別の面では、ミトコンドリアの活性低下は酸化ストレスとＤＮＡ損傷の予防にもつながるので、細胞と組織が生物学的に若くなる。

いいかえれば、メトホルミンには細胞を回復させる効果があるため、結果的に病気の発症が遅れて健康寿命が延びるのだろう。しかし大事なのは、効果が直接的であれ間接的であれ、結果は同じということだ。

そこで、生物学者と老年学者の幅広い支持のもと、薬で老化そのものを防げると証明するための臨床試験の計画を立てた。「メトホルミンによる老化防止（TAME）」研究である。

食品医薬品局（FDA）を研究に参加させる

研究を設計するまえに、成功に欠かせないことが1つあった。FDAを巻きこむことだ。でないと、せっかく研究を終えても、FDAからやり方がよくなかったとか、その研究結果では薬品開発を承認できないとか言われるかもしれない。また、FDAの承認が不可欠なのは、それがなければ薬が医療界の標準的な治療法にならないし、医療保険等も患者の治療代を負担しないからだ。そしてもちろん、需要がなければ薬品会社は薬を作らない。つまり、すばらしい効果が期待できるのに、この薬で老化を治療できないことになる。

そこで、わたしたちはFDAに出向き、老化を直接防げるかどうか、その実行可能性を調べるメトホルミン臨床試験について説明した。また、研究結果が老化治療につながることも述べた。すると会議が終わるころには、研究をぜひ進めるようにと言ってくれた。

会議のあと、FDA医薬品評価センターの臨床科学副室長ロバート・テンプルが、ロン・ハワード監督による老化科学のドキュメンタリービデオ『*The Age of Aging*（高齢化時代）』についで意見をくれた。

「筋力の衰え、めまい、転倒、認知症、視力の低下、こういうもの全部を1つの薬で一度に治せたら……病気を治療する以上のすばらしい快挙だよ。これまでになかったことだ。本当に老化を治しているのなら、研究対象はまさにすべての人に及ぶね。やりとげたら、きっと革命的なものになるだろう」

ついにやった。TAME研究が前進するのだ。ただ、1つ難点があった。FDAはこの研究で糖尿病についての観察は不要だと言ったのだ。

「糖尿病の予防のためにするんじゃありませんからね」と、職員のひとりが言った。

わたしは糖尿病専門医なので、侮辱されたように感じた。隣にすわっていただれかがすばやくわたしの手をつかみ、まっさきに頭に浮かんだ言葉を口走らないようにと合図した。わたしはなんとか口を閉じた。糖尿病の予防は、健康にも経済にも大きく影響するというのに！

糖尿病予防プログラムによって、メトホルミンが糖尿病を予防することがわかっている。そこで最近、ヘモグロビンA1C（HbA1c）値が5・8％を超える前糖尿病患者に対して、糖尿病予防のためにメトホルミンを使用するという指針を得ようとしたのだが、却下された。FDAは、もしHbA1c値が5・8％を超えると危険だと糖尿病専門医が考えるなら、それを糖尿病だと診断し、適切に薬を処方するべきだと主張した（HbA1c値6・5％以上は糖尿病と診断される）。

わたしたちの研究の場合、FDAの見解は、糖尿病と診断されても全員が合併症に苦しむわけではないというものだった。糖尿病と診断された人の40％だけが合併症を起こすようになり、しかもたいてい10年は大丈夫だ。診断は「ヘモグロビンＡ１Ｃ（ＨｂＡ１ｃ）」という生化学的マーカーで行う。

もしＨｂＡ１ｃ値が約６・５％なら糖尿病と診断され、合併症予防のための治療を受けるようになる。だから、メトホルミンが糖尿病合併症の発症を遅らせると実証しても、心臓病やアルツハイマー病、がんの発症を遅らせるという明確な根拠にはならない。それでも会議の終わりごろには、わたしは心からありがたいと感じるようになった。さまざまな利点や計画を持つ多くの団体がみな、計画の練り直しを突きつけられたからだ。わたしたちは前進する許可を得た。それが何よりも大事だ。

ＴＡＭＥ研究とは

ＴＡＭＥ研究は、老化・老年問題研究連盟（ＡＦＡＲ）監督の下で行われる６年間の二重盲検プラセボ対照試験である。登録者は65～80歳の多様な人々約３０００人で、糖尿病ではないが、加齢性慢性疾患にかかりはじめているか、機能低下や、おもな加齢性疾患、死亡の高リスクの兆候が見えだしている人たちだ。現在メトホルミンの使用を勧められない病状（たとえば重い腎臓病）の人、化学療法を受けている人、すでにアルツハイマー病や体が不自由で面会に来られない人は除外する。

この選び方でわかるのは、この年齢幅の約半分の人が資格要件を満たすということだ。ちなみに、メトホルミンは65歳未満の人にもよく効くかもしれないが、若い人たちを含むと研究が長くなり、経費も増えてしまう。若い人は発病するまでに時間がかかるからだ。

わたしたちの研究の主目的は、メトホルミンが加齢性慢性疾患群の発病を遅らせるかどうか、また死亡率も下げるかどうかを調べることだ。まず初期診断で、心筋梗塞、脳卒中、入院が必要なほどの鬱血性心不全、がん（前立腺がんと非黒色腫皮膚がんを除く）、軽度認知障害、認知症など、おもな加齢性疾患が混在している例を探している。またＦＤＡの提案により、老化の測定基準となるさまざまな特徴も評価している。たとえば、身体機能、皮膚の状態、髪の色、入院の頻度などだ。

医学で初めてのこの研究の斬新な点は、結果を分析するときに、どの病気も平等に扱われることだ。混在している病気はみな加齢によってリスクが高まるので、それぞれの人にどの病気が次に現れるかわからない。環境と遺伝的傾向の相互作用が考えられる場合はなおさらである。

進行中の「健康、老化、身体組成（ＡＢＣ）」研究によれば、70〜79歳で慢性疾患と診断された場合、別の慢性疾患（どんな慢性疾患でも）にかかる可能性は、初めての病気や他の病気にかかる可能性と変わらないことがわかっている。

たとえば、心臓血管疾患のある人たちをずっと観察して、がんや認知低下になったり、死亡

100観察人年当たりで予期される事象

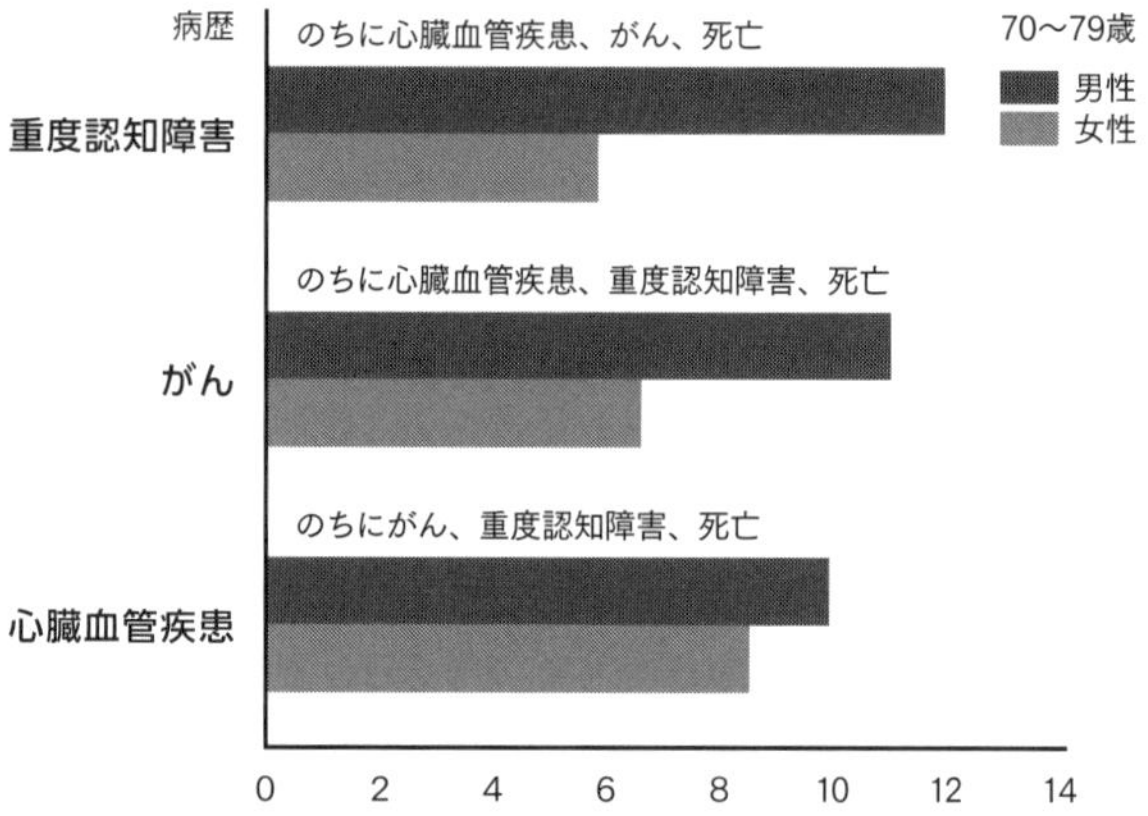

したりする可能性がどのくらいか見てみよう。その割合は、100観察人年（その事象が起こった人数×観察年数）当たりで10である。次に、同じ人数のがん患者を見てみると、認知低下や心臓血管疾患になったり、死亡したりする割合も10だ。

最初にどの病気にかかるかは問題ではない。老化によってすべての病気が進むので、他の病気にかかる可能性は同じである。要するに、それが老化だ。だから被験者に最初の病気が発症したあと、メトホルミンによる治療介入で、2つ目の病気や、それに続くどんな病気の発症も遅らせることができるというのが、わたしたちの希望である。突きつめれば、わたしたちの目的は老化そのものを遅らせることだ。

また、メトホルミンが身体機能と認知機能

を維持するという仮説も検証中だ。これらの機能は健康寿命に絶対に欠かせない。この検証のため、重度の認知低下や可動性の低下、若いころは簡単にできていた日常の作業が非常に難しくなることなど、さまざまな老化の兆しが表れるまでの時間を測りたいと考えている。その後、メトホルミンがこれらの低下率に影響するか、また、生活の質に関係する他の機能低下を遅らせるかを見るつもりだ。

さらに、骨折や肺炎のような高齢者によくある症状や、フレイル（筋力や活動が低下している状態）や転倒によるけがなどの症候群のデータも集めている。TAME研究が完了すれば、その情報は広く研究団体や保健機関に提供され、老化科学の応用が加速することだろう。

機能低下はたいてい複数の病気によって起こるが、病気がなくても低下することも多く、その場合は老化のみが原因だといえる。このことは、ラパマイシンが高齢のげっ歯類の身体機能と認知機能を守るという動物実験によって説明できる。

これらの研究結果は仮説どおり、メトホルミンで老化経路をターゲットにすることで、機能的なメリットがあると示している。TAME研究の生物学的結果の測定に関しては、メトホルミンが老化遅延と一致する形でバイオマーカー（生物指標）を変化させるという仮説を検証するつもりだ。このようにバイオマーカーと結果を結びつければ、将来、新しい老化防止の経路の探求や、老化科学による新しい治療法の開発で、バイオマーカーの組み合わせを利用できるだろう。

生物学的老化の特徴を反映していて、さまざまな場での臨床試験で使えるバイオマーカーパネルについては、まだ意見が分かれている。でもわたしたちは、メトホルミン値やメトホルミンの血糖作用、臨床疾患のマーカーなど、一連の血液ベースのバイオマーカーで被験者を検査する方法を考案した。さらに小さな補助的研究を行い、新しくて使いやすいバイオマーカーを発見し評価して、遺伝子やタンパク質など重要な分子を分析する新しいマーカーや技術のための補助研究に役立てたいと考えている。

また、独自のバイオレポジトリー（生体試料とそれに関する情報を集めて保管する施設）も作っているところだ。この施設は、加齢性疾患を予測するバイオマーカーを特定するのに役立ち、老化を防ぐメトホルミンの力について、老化科学者の理解をさらに深めるだろう。

TAME研究の手順は、1500ミリグラムのメトホルミンの徐放性の錠剤を1日1回服用で、偽薬は見た目をそっくりにする。大きな効果を得るために服用を多くするか、安全のために少なくするか、いろいろ考えたが、ほとんどの臨床試験で平均してこの服用量が用いられているので、安全性は十分だ。下痢や吐き気のような胃腸症状はよくあるが、たいていは1週間で消える。徐放剤を使ったり、服用量を週ごとに増やしたりするのも副作用の予防になるだろう。

3週間の導入期があるので、胃腸不耐症が続く人は研究から除外できる。患者たちに手順を守ってもらうため、糖尿病予防プログラムでうまくいった方法を使うことにする。そのプログラムでは順守率が75％だったからだ（TAME治験責任医師の数人がこのプログラムに参加していた）。つまり、電話や戸別訪問で計画どおり飲むよう促し、被験者に配った薬を年に2回数えて、守っているか確かめるという方法だ。

この研究は、アメリカ中から厳しい審査で選ばれた14の臨床施設で行われる。どの施設にも、メトホルミンや老化分野についての豊富な経験を持つ治験責任医師がいる。彼らはTAME研究の委員会を導くメンバーでもあり、研究設計や計画にも協力してくれた。そしてメルク社は、メトホルミンと偽薬を惜しみなく無料で提供してくれた。

だれが資金を出すのか？

わたしたちは研究を設計するのがいちばん大変だと思っていた。しかし、またしても間違いだった。

これまで研究されたことのないテーマの研究が抱える問題、つまり「イノベーション」に付きものの問題は、本質的にリスクを伴うということだ。もし証明しようとしていることが証明できなかったら？　その可能性はつねにあるが、医療に本当の革命をもたらす提案なら、なおさら失敗の可能性は大きい。

わたしたちが国立衛生研究所（NIH）の資金援助を受ける見込みを失ったのは、次のような経緯だ。ＮＩＨは米国政府として生物医学と公衆衛生の研究に助成金を出していて、わたしたちは７７００万ドルの予算の半分を出してもらうつもりだった。しかし資金を求める競争相手が大勢いるうえ、ＮＩＨが分配できる助成金には限りがあるので、もっとも蔓延している病気の研究が優先されることになる。

資金集めの始まりはすばらしいものだった。ある億万長者の若者が非常に気前よく研究費の半分を出すと約束してくれ、そうすればＮＩＨも残りを出してくれるだろうと言ったのだ。おもしろい話が1つある。わたしは最初、高齢者から資金を集めようとした。年齢による衰えを身に沁みて感じている人たちが、それを遅らせたい理由をいちばんわかってくれるだろうと考えたからだ。

ところが、老化に対して本当に何かできるとは信じられなかったらしい。彼らには支援するお金はあったかもしれないが、希望がなかった。一方、若い億万長者たちはその両方を持っている。（匿名を希望している大金持ちの慈善家は40代である）。

さてＮＩＨの助成金のほうだが、最初はプロジェクトへの協力に興味を示していたのに、最終的には査読者が助成金拠出を却下した。しかも2回も。表向きの理由は、老化の生物学的作用を全般的に治療できるとは確信できない、というものだった。

要するに、これがＮＩＨのリスク許容度のレベルである。臨床試験、いや、あらゆる試験の役割はもちろん、ある主張を論証することだ。もし審査員が主張の正しさをすでに確信しているなら、臨床試験など必要ないだろう。わたしたちが身をもって学んだように、政府の保守主義は、イノベーションの資金集めにとって途方もない障害物になりかねない。このイノベーションはほとんどの人の健康を、これまでとはまったく違う方法で改善することを約束するものなのだ。

保守主義に加えて、わたしたちの提案書を読んだ査読者が、老化科学における最新情報をよく知らないということがあった。また、政治問題が絡んでいたことも考えられる。結局、NIHの助成金を受けられると期待していたため、資金集めの貴重な時間を無駄にしてしまい、全体のスケジュールが2年も遅れた。あわてて3850万ドルをかき集めなければならなくなったからだ。

幸運にも、わたしたちには老化・老年問題研究連盟(AFAR)の協力があった。わたしとAFARの関係は1996年から続いている。当時、老化研究分野の研究者は少なくて、この連盟が初めて助成金を出してくれたおかげで、必要なデータを集めることができ、その後さらにNIHからも助成金を得ることができた。

じつは、この2つの助成金は同じ研究のためのものだったので(両方もらえるとは思っていなかった)、わたしはAFARに他の研究をしたいと持ちかけた。センテナリアンの研究である。AFARがその案を気に入ってくれたので、初めてセンテナリアン研究のための公的資金援助を受けられることになった(最初に資金を出してくれたのは、じつはわたしの義父である。

彼がくれた2万5000ドルで、わたしはAFARに提出する予備データを集めた。予備データは助成金を受けるのに非常に重要なものだ)。

数年後、AFARは「ポール・B・ビーソン――老化における新リーダーのキャリアアップ賞」を授与するようになった。イエール大学医学部長を13年間務めた感染症専門医にちなんで名づけられたものである。この奨学金は1年に10人の、老化に興味があり将来老年学を研究する医学士に贈られる。

このように新進の老年学者を支えてきたため、老化研究の分野には、さまざまな専門領域を持つ科学者が大勢集まるようになった。そのほとんどがAFARの奨学金を受けている。たとえば、国立がん研究所(NCI)所長のネッド・シャープレス博士はビーソンの奨学生で、TAME研究にもしばらくのあいだ大変興味を示してくれた。

わたしはAFAR執行委員会の科学部長を務めているので、TAME研究を公表して資金を集めだしたら、AFARが助けてくれるとわかっていた。AFARは、FDAや米国上院議員、NIH機関との会議の費用を負担してくれ、研究を行う臨床施設を選ぶための比較調査も行ってくれた。これ以上の協力者、これほど信頼できる仲間は他に考えられない。とくに所長のステファニー・レーダーマンと副所長のオデット・ヴァンデル・ウィリクはすばらしい仲間で、わたしと同じく大きな展望を抱いている。

資金集めには、あらゆる助けが必要だ。医療というパズルのピースを探すような資金集めにはさまざまな苦労があったが、その良い例が国防総省に支援を頼んだときのことだ。国防総省は病気の研究にかなりの資金を拠出している。当時の上院歳出委員会議長でミシシッピ州出身のサッド・コクランとの会談中、わたしは彼の地元愛に訴えるのを忘れなかった。

「いいですか、あなたの州は本当によくないですよ。どこよりも脳卒中が多いし、心臓血管疾患にもかかりやすいんです」

「どうしてかね？」

「答えは2つです。まず、あなたの州の人たちは他よりメトホルミンの摂取量が少ない。でも、もっと大きな原因があります。あなたの州の人たちはミシシッピのおいしい食べ物の犠牲者なんです。これは食べずにいられませんからね」

彼は思わず笑いだした。「それはいい！　覚えておくよ！　今度使わせてもらおう！　わが州の人たちはミシシッピのおいしい食べ物の犠牲者か。気に入ったよ」

資金を得るのに苦戦した理由のひとつは、国防総省には研究資金を提供する病気のリストがあったことだ。老化そのものはリストになかったが、糖尿病はあった。そこでわたしは、糖尿病などの加齢性疾患を発症させる、老化という生物的な背景をメトホルミンで治せるかもしれないと論じた。しかし査読者たちは信用しがたいと判断し、支援は却下された。

実際、税金で賄われる老化研究は、ほんのわずかな資金を個々の病気の研究に当てているだけだ。数十年後の高齢者人口の増加による医療危機を考えると、先見の明がないといわざるをえない。

皮肉なことに、この研究を大胆な試みだと考える資金提供機関からは、リスクの高さが足りないという理由でやはり断られた。

それでも幅広く網を投げれば、投資者は現れるものだ。その1つの例がベルリンで起こった。わたしは「老化修復」会議で講演したあと、数えきれないほどのインタビューの予定が組まれていた。すると、バイオテクノロジーと製薬会社の橋渡しをするボストン・コンサルティング・グループの数人がわたしに近づいてきた。

「お話があります」と、そのうちのひとりが言った。

「それなら列に並んでください」わたしは時計を見ながら答えた。

「わかっておられないようですね。老化研究に多額の投資をしたいと希望しているクライアントがいるのです。ぜひ会うべきだと思いますよ」

そこで、わたしはその人に会ってTAME研究について話し、AFARに紹介した。1週間後、AFARから、その人がわたしたちの研究を信用し、多額の支援をしてくれるという報告があった。新しい投資者のことを聞くたびに、わたしの耳には音楽のように快く響いてくる。

メトホルミンは目的ではなく道具

わたしがメトホルミンの話をすると、老化の原因を防ぐ最善策として勧めていると思われることが多い。そのとおりだが、話にはまだ先がある。メトホルミンがそれほど重要なのは、もしこの臨床試験が成功したら、さらに良い薬の開発への道が開かれるからだ。

TAME研究も、1つの病気の治療の承認をそのたび求める従来の方法より、安くて効率的な薬品承認方法のひな型となるだろう。いいかえれば、バイオテクノロジー企業が老化の各特徴に効く薬をたくさん開発し、製薬会社がわたしたちの研究モデルにならうことで、かなり早く薬を発売できるようになる。つまり、それだけ早く患者の症状を改善できるし、たとえ晩年に治療を始めても効果が期待できるだろう。

もちろん、開発中の薬が、ヒトの体内で見つかった遺伝的性質を模倣するものなら好都合だ。薬の体内での作用がすでにわかっているし、安全性の問題も最小限なので、さらに早く開発できる。たとえば、もしCETP遺伝子の変異の作用を模倣する薬の開発が成功すれば、10年後には発売できるだろう。前臨床試験の年数が必要な治験薬は、ふつうは20年かかるものだ。

世界が健康寿命を延ばす薬を待ち望んでいる今、遺伝子研究は薬品開発を加速する鍵となるだろう。その絶好例が、メトホルミンがセンテナリアンの遺伝子変異と同じ働きをするらしいということだ。

また、TAME研究のような、病気に対する幅広いアプローチがもう1つの鍵になる。投資家による何億ドルもの資金を受けて、多くのバイオテクノロジー企業が老化細胞を死滅させる薬を開発中だが、どの企業も病気群ではなく個々の病気をターゲットにしている。

また、ほとんどの研究はマウスによるもので、ヒトの臨床試験はようやく始まろうとしているにすぎない。マウスによる結果は期待できるもので、メイヨー・クリニックの分子生物学者ジャン・ヴァン・ダーセンは、若いマウスと高齢のマウス両方の老化細胞を取り除き、代謝、認知能力、活力の向上という結果を得た。

だが老化細胞の分解を目指す老化細胞除去薬は、実現するまでにまだ長い道のりがある。そのあいだに、わたしたちは迅速な薬品開発に向けてパラダイムシフトを推し進めているが、科学的な方法に代わるものはないので、待つだけの価値はある。

ホルモン補充療法を受けた女性のがん発症率が非常に高く、体に良いどころか悪いことが、あとでわかった例を思いだしてほしい。もっと待てば、メトホルミンより効果的に老化を遅らせる薬ができると約束しよう。

メトホルミンは最初に使える薬になるだろうが、やがて次世代の薬に取って代わられるだろう。これはたぶんメトホルミンと他の薬を組み合わせたもので、さらに強力な効果が期待できる。しかもTAME研究による前例があるので、意外に早く使えるようになることだろう。

第7章

80代を新たな60代に

Making Eighty the New Sixty

人類の歴史上初めて、世界の65歳以上の人口が5歳以下の人口を超えた。そして2050年までには、85歳以上の人口が、2018年の推定1億2500万人から4億3400万人にまで急増すると予測されている。この人口推移は、4億3400万人の大部分が身体的にも精神的にも健康でなければ、悲惨な影響をもたらすだろう。

中国ではすでに若者から高齢者への人口推移の影響が問題になっている。高齢者夫婦の多くは、年老いたときに頼れる子どもがひとりしかいないからだ。頼みの綱が少ないので、公的サービスが高齢者の介護費用をいくらか負担しなければならないだろう。

また日本も、過去数年間の死亡者数が出生数を超えていることを考えれば、同じ問題に向かっているのかもしれない。おそらく経済的機会が減っているせいだろう。また、日本はすでに平均寿命が84歳と世界最長であり、人口の26・7%が65歳以上だ。

シンガポールの平均寿命もほぼ83歳と高いため、わたしはリー・シェンロン首相の執務室に呼ばれてアドバイスをしている。政府がこの危機を防ぐのにどれほど必死か、参考までにお話しすると、役人たちの質問のひとつが、飲料水にメトホルミンを入れたほうがいいかというものだった(わたしの答えはもちろんノーだ)。

また、わたしはシンガポールの大学で客員教授をしていて、産科医のチョン・ヤップ・センと緊密に協力しあっている。彼は子宮内環境が老化スピードに影響を与えることに気づいている。これも老化を防ぐべきもう1つの理由だといえよう。

長寿研究を行っているわたしたちだけが、迫りくる世界危機を防ごうと努めているのではない。医療業界、福祉団体、そして政府もこの変化に対処する方法を探している。慢性疾患や長期介護は経済を圧迫し、世界中、とくに先進国の多くの人たちの生活の質を下げるからだ。

健康寿命が寿命の延びに追いついていないので、すみやかな治療介入がとくに必要である。加齢性疾患の治療という今の方法は、死亡を遅らせることはできるが、心身の健康の衰えを防いだり回復したりはしない。そのため、人生の最後の平均5~8年間は病気がちで、複数の慢性疾患に苦しむことも多い。3つ以上の加齢性疾患の治療を受ける高齢者の数が増えていて、それぞれの病気に違う治療が必要であり、その治療が有害な副作用や薬物相互作用を起こすこともある。

わたしが聴衆に、現在の寿命を数十年延ばす方法を探していますと話すと、ときどき「うーん」と不満の声がするのは、この現実があるからだ。最後の40年を病気で過ごすのなら、100歳まで生きたいと思う人はいない。

世界保健機関（WHO）によれば、高齢者の人口が増えると、肥満、糖尿病、認知症、がん、転倒も増えると予測されている。さらにやっかいなことに、3つ以上の慢性疾患を持つ患者の治療は複雑で難しい。現在、50～74歳のアメリカ人の約50％が運動障害、約33％が高血圧、そして10％以上が心臓病や糖尿病を患い、これらの症状を1つ以上持つ人がたくさんいる。

患者が適切な治療を受けられるように、医療システムは総合的な方法を作って実行しなければならない。医療業界のトップたちは、事後対応型医療より予防医療のほうが人にも経済にも良いとわかっているが、まだ世の流れを変えるほどではない。

しかし、すでに開発中の老化治療薬なら流れを変えられるし、そのなかで老化についての考え方もすっかり変えることができる。そして何より、予測される世界の高齢者人口の爆発的増加に伴う問題を食い止められるかもしれない。

裕福な人だけが最高の医療を受けられるのではなく、ほとんどの人が元気で長生きできる世界を想像してみてほしい。現在、長寿はおもに教育と社会経済の問題であり、それが正されなければ、さらに多くの人が悪影響を受ける。

米国では、麻薬の乱用と肥満の流行のため、ここ50年以上で初めて平均寿命が下がった（10

分の1年)。また、いちばん貧しくて教育を受けられない地域の人たちは、平均より10年も寿命が短い。つまり貧しくなるほど、人生も短くなる。

でも想像してみよう。金持ちでも貧しい人でも同じように、1つの病気を治す費用と変わらない安さで、長生きの薬を手に入れられる世界を。ただ残念なことに、その格差はすぐには縮まらないだろう。たった1つの新薬の開発でも10億ドル以上かかるし、その95%は失敗するので、老化治療薬が最初に出るときはとても高価になる。

ただし良い知らせもある。メトホルミンは市場でもっとも安い薬のひとつなので、これが老化治療薬として認可されたら、多くの人が使えるようになるだろう。もう1つの良い知らせは、新薬の価格は需要が増えるにしたがって下がるということだ。

数年前、南カリフォルニア大学の経済学者ダナ・ゴールドマンとAFAR役員のジェイ・オルシャンスキーが、老化を遅らせる薬を一般に処方した場合の経済的利益は、2050年までにアメリカで7兆ドルになると推計している。

この数兆ドルを個々の加齢性疾患の治療に使わずにすむなら、科学が、しかもあらゆる分野の科学が、どれほど進歩できるか想像してみてほしい。そして、80代や90代の人々が心身ともに健康で仕事やボランティアができるなら、どれほど社会に貢献できるか考えてみよう。

「老人」はもういらないと論じる人もいるが、多くの国で経済の40%以上を支えているのは65歳以上の人々だ。彼らは働いて貯蓄してきたので、子どもたちが巣立った今、若い世代より資産を持ち、お金を使っている。じつのところ、65歳以上の人たちがみな突然死んだら、世界中の経済は崩壊するだろう。

わたしがダボスで老化についての公開討論会を開いたとき、出席者たちは、画面やボタンの大きい携帯電話や家庭用ロボットなど、高齢者の生活を楽にする技術に投資するべきだと提案した。そうすれば出生率が低下しても、経済は成長しつづけるという。

たしかに出生率が低下すれば、高齢者の医療や介護を支えるための税収が減少し、人手も減るだろう。しかし、わたしが高齢者に欲しいものを訊いてみると、まっさきに挙がるのが仕事である。収入が必要か否かにかかわらず、何かできることで社会に関わり貢献したいと思っている。

このような理由からも、健康寿命を延ばすことがぜったいに必要だ。シモン・ペレスが90代でイスラエルの大統領だったとき、なし遂げた以上の計画があるかぎり立ち止まるつもりはない、とわたしに語った。彼の功績の多さを考えれば、驚嘆するほかはない。

残念なことに、この健康寿命と寿命の新境地への障害物のひとつは、老化には抗えないという神話、つまり老化は防げないという思いこみだ。そうではなく、防げるのだ。しかもわたしたちの目標は、老化を遅らせて、できれば止めるだけでなく、老化の悪影響を消すことでもある。

２０１５年にバチカンで「再生医療の進歩とその文化的影響」という会議に出席したとき、

当時の副大統領ジョー・バイデンががん治療の複雑さについて述べ、その後、教皇フランシスコが演壇に立って、「世界中のすべてのがん患者を治せるような簡単で安い薬ができることを願っています」と語った。わたしは自分の番がくると、メトホルミンの話をした。

「そうですね、先ほどおっしゃったような薬はありません。でも、がんを予防する薬ならあります。しかも、とても安い薬です。そのうえ、がんだけでなく、偶然にも心臓血管疾患やアルツハイマー病や死をも予防するのです」

第6章で述べたように、メトホルミンはヒトに使用されていて、驚くようなプラスの副作用を持つ。近い将来、より強力に老化の特徴に効く新薬や薬の組み合わせができるだろう。だが今でも老化を効果的に防げるのなら、避けがたい危機を待っているのではなく、今やったらいいのではないか？　社会にかかる負担の点でも、このほうが非常に安上がりだ。

２００５年、米国のシンクタンクであるランド研究所のゴールドマンたちが、さまざまな治療によって人の寿命を1年延ばすのにかかる社会的コストを計算した。健康寿命を10年延ばす老化防止治療のコストは８７９０ドルで、がん治療の49万８８０９ドルやペースメーカーの１４０万ドルに比べてもっとも安かった。わたしたちの社会は、これを拒むわけにはいかないのではないだろうか？

アルバート・アインシュタイン医科大学の被験者のスーパーエイジャーたちは、健康で長生きしているおかげで、新しいチャンスや冒険に挑戦したり、孫の育児を手伝ったりすることができる。そして豊かな知恵と人生経験によって、世のなか全体に恩恵をもたらしている。だれもがこんなふうに生きられる世界を想像してみてほしい。その世界と現実のあいだに立ちふさがる唯一のものは、お金である。

進歩の値段

薬品開発はとても高くつく。さまざまな臨床研究、バイオテクノロジー企業の創立、そしてうまくいけば、第2相試験や第3相試験の資力を持つ製薬会社に薬を売りこむ。この試験は、ふつうはさまざまな地域で、ときには世界中で3000人ものボランティアを募って薬の効果を試すものだ。こうして何千万ドルものコストがかかる。動物実験の結果ではヒトにも効くかどうか十分にはわからないので、バイオテクノロジー企業がヒトで試験するための薬を作る必要がある。

この薬は類似体を基に作らなければならない。自然のシステムや組織のままでは特許を取得できないからだ。だが、たとえ取得できたとしても、類似体に改変されたもののほうが自然のものより効果が高く、半減期も長い。

類似体ができあがり、特許も取得できたら、いよいよ治験の第1相試験である。この試験では、健康なボランティアに薬の量を徐々に増やしながら投与し、安全性と薬理作用、つまり体への一般的な影響を調べる。もし問題があったら、処方を薄めたり、量を加減したり、さまざまな調整をして、薬の安全性を確かなものにしなければならない。

第2相試験では、仮説で治療効果があるとされている量を、その症状のある人に投与し、薬の効果と副作用を調べる。第2相試験で薬が期待どおりの効果を生み、いわゆる「原理証明」ができたら、第3相試験へと進んで、薬を必要とする人たちにどの程度効くかを調べる。

ただし、加齢性疾患をまとめて予防する薬の開発はさらに複雑である。というのも、老化を防げるという証明ができるまで、FDAが薬を認可しないからだ。そのため、製薬会社はこの場合合計7700万ドルにもなる第3相試験の経費を負担しようとしないだろう。これが、TAME研究が危機に瀕している理由だ。

さらに、たとえ治験がすべて終わっても、新薬の発売に成功するのは、登録したバイオテクノロジー企業の5%にすぎない。このようにリスクの多いビジネスだからこそ、老化防止の未来はコラボレーション（共同研究）にある。

コラボレーションが加速の鍵

協力して取りくめば、迫りくる医療危機を防ぐチャンスが大幅に増える。だから革新的な新しい協力会社から主任医療コンサルタントになるよう誘われたとき、一も二もなく同意した。

ライフ・バイオサイエンシズ社にためらうことなく入った理由には、創立者のデビッド・シンクレアとトリスタン・エドワーズを知っていたこともある。

この初めてのタイプのベンチャー企業の目的は、バイオ系子会社を育てることだ。子会社はそれぞれ、別の老化の特徴を防ぐことに力を注ぎ、加齢性疾患を予防する薬を開発する。これを聞いてもわたしは驚かなかった。トリスタンとデビッドは、投資と科学というそれぞれの分野での革新的な功績で有名だからだ。

このふたりが力を合わせたとき、協力して老化防止研究を加速させるすばらしいチャンスだとわたしは思った。わたしのおもな役割は、新しい科学的発見が寿命を延ばすかどうか確かめて、もしそうなら、その治療が必要な症状、すなわち適応症を突きとめることだ。それも、薬品開発や臨床研究の資金を集めるために、なるべく早く証明できる適応症がいい。

わたしたちはおもに、動物で老化を防いで健康寿命と寿命を延ばす経路を探している。だがTAME研究の結果が出たらすぐに老化治療薬を作りはじめられるように、老化に関連する適応症を今見つけなければならない。またその適応症は、第1相試験から第2相試験へ進むとき、製薬会社が提携するか子会社を買ってくれるほど有望なものでなければならない。

ライフ・バイオサイエンシズ社が他の企業と違うところは、すべての人が正当な報酬を得られるようにと望んでいることだ。薬品開発会社は慣例として、薬を創案した研究科学者たちを脇に追いやってしまう。

製薬の仕事とは、知的所有権を守り、安全性と毒性の研究や臨床試験を行うことであり、研究とはまったく別の専門業だから、科学者にはわからないだろうというのがその理由だ。科学者は薬品開発のメカニズムについて相談はされるが、全工程に関われるとはかぎらない。そのため、望むような報酬が得られないという不満がよく聞かれる。

しかしライフ・バイオサイエンシズ社では、科学者がプロジェクトの全期間に関わるべきだと考えている。その理由は山ほどある。科学者は各子会社に一貫したアドバイスを与えることができるし、社内の研究室や科学者の研究室で選択肢を試したり、モデル動物を繁殖させたり、進捗中の観測や計測ができる。これにより、安全で効果的な老化治療薬が早くできる可能性が高まるだろう。

また科学者はよく観察することで、薬品開発の改良につながる洞察を与えることができる。たとえば、研究動物から老化の生物学的作用について信頼できる結果を得るためには、動物が高齢でなければならないことに、わたしたちは気がついた。ほとんどの研究は若い動物で行われているが、高齢の動物とは生物学的作用がかなり違う。若い動物に効くように開発された薬は、高齢の動物では結果が違って、結局失敗するかもしれない。

わたしは、老化の特徴に対する治療の試験に、高齢の動物より若い動物を使う実験の信頼性をよく疑ったものだ。老化の生物学的作用は、思春期やそれ以前の生物学的作用とはまったく違うからだ。高齢のマウスやラットを使えば、高齢者に効果的だという結果が出る可能性が高まる。ライフ・バイオサイエンシズ社は、加齢性疾患や死亡を食いとめるよう設計された薬の効果を試験する際には、高齢の動物を使うよう求めている。

最後に、ライフ・バイオサイエンシズ社が創立期を過ぎたころ、メフムード・カーンというすばらしいCEOを迎えた。彼はペプシコ社の副社長だった人で、その経験と人脈はわたしたちを成功に導くのに非常に役立った。ありがたいことにメフムードとわたしは長年の知りあいで、同じく内分泌学者だ。彼がメイヨー・クリニックで研鑽を積んでいたときに、わたしたちは初めて出会った。やがて製薬業界で働き、のちにペプシコの副社長に就いた。わたしを科学諮問委員会に迎えてくれたのも彼である。

元気で長生きと不死の違い

テレビ番組『ビル・ナイ・ザ・サイエンス・ガイ』の司会者ビル・ナイから、将来不死になれるという保証があれば、脳を冷凍保存したいかと尋ねられたことがある。わたしは、脳を冷やすことで興味があるのは、ハーゲンダッツのバニラスイスアーモンドを食べたときに頭がキーンと痛くなるブレイン・フリーズだけだと答えた。

今の研究についてインタビューを受けると、永遠に生きたいのかとよく訊かれる。100歳まで健康に生きて眠るように死んでいくという約束が、なぜそんな質問を生むのか、わたしにはわからないが、実際によくあるのだ。だから、はっきりさせておこう。不死を探求している科学者はたしかにいるし、彼らが目標を達成できるか、また、するべきか、だれも口出しはできない。

しかし、健康寿命の分野のほとんどのリーダーたちが追い求めているのは不死ではない。コーバー社やライフ・バイオサイエンシズ社が開発中の薬や、わたしが注目しているジュヴェネセンス社やユニティ社などの薬も、おもに健康寿命を何年も延ばすのを目的としている。わたしの望みは、老化科学者どうしがもっと互いに補いあって協力し、縦割り型の研究から抜け出して、発見から実現へと早く進むことだ。

まさにそれが、ライフ・バイオサイエンシズ社で行っていることである。子会社はそれぞれ、老化の特徴に効く手ごろな価格の薬を個々に開発中だ。ライフ・バイオサイエンシズ社は必要な資金と管理体制を提供し、ケンブリッジ大学やマサチューセッツ大学内に中央検査室が使える研究施設を作り、組織間で知見を共有できるようにしている。世界中のリーダー的科学者たちによって創立された各子会社を紹介しよう。

■セルファジー・セラピューティクス社　アルバート・アインシュタイン医科大学の老化研究所の共同責任者、全米科学アカデミーのメンバー、そしてわたしがもっとも敬愛する協力者のアンナ・マリア・クエルヴォと、アルバート・アインシュタイン医科大学の生化学者エヴリス・ガヴァシオティスによって共同創立された。

セルファジー社が開発しているのは、体の自食作用の能力を修復し、細胞から「ゴミ」タンパク質を取り除く薬である。その目標は、老化、アルツハイマー病、パーキンソン病、目の病気などを防ぐことだ。

■コンティニューアム・バイオサイエンシズ社　ニューサウスウェールズ大学の生化学者で細胞生物学者のカイル・ヘーンと、バージニア工科大学の化学者ウェブスター・サントスによって共同創立された。

コンティニューアム社は、ミトコンドリアの作用を活性化させることで体の消費エネルギーを増やす新しい分子を発見した。コンティニューアム・チームはその分子の安全性と、ヒトの代謝改善の効果を高める研究をしている。この分子には、肥満、肝臓病、糖尿病など、過度な栄養蓄積による病気を治す可能性がある。

■イドゥナ社　イドゥナ社では、細胞の年齢を消して再プログラム化することにより、細胞を若返らせる方法を開発している。これは日本の医学研究者でノーベル生理学・医学賞を受賞した山中伸弥教授の研究に基づくものだ。

受賞理由は、成熟細胞を前駆細胞、つまり特定の細胞に分化する幹細胞に変えられるという発見である。いいかえれば、神経細胞や幹細胞など、作りたいどんな細胞にでもできるということだ。のちに、デビッド・シンクレアが細胞から老化の特徴を消すため、ウイルスを加えて後成的背景を変化させた。初期実験では、緑内障を治し、傷ついた視神経を回復できることがわかった。イドゥナ社は、この加齢性疾患の治療法を最初に開発し、最終的にはすべての老化細胞の治療法を開発するだろう。

子会社はそれぞれマサチューセッツ州、ニューヨーク州、バージニア州、オーストラリアなど別々の場所にあるが、みな協力して研究している。いずれ複数の会社で開発する複合薬が必要になるだろう。幸いなことに、そのための組織の準備も万端である。

たしかに、ライフ・バイオサイエンシズ社の他にも大規模な共同研究がすでにある。たとえば、ユニティ社の社長ナット・デイヴィッド、創業科学者ジュディス・キャンピージ、そして他の学者たちが、「ゾンビ細胞」をがん化するまえに殺す治療法を研究している。

ライフ・バイオサイエンシズ社も「ゾンビ細胞」に効く薬を研究しているが、これは従来の意味での競争ではない。わたしたちはみな、さまざまな薬を使えることで、それぞれの人に合った治療ができるという考え方を目指しているのだ。

一方、ジュヴェネセンス社の創立者たちがわたしのところへ新しい計画を持ってきたときには、すでに研究しているものと非常に似ていたため参加できなかった。そこで、その話を友人のジム・メロンに伝えた。彼はイギリスのウォーレン・バフェットと称されるほど先見の明がある人物で、長寿研究に自ら投資しているうえ、老化の特徴に効く薬や治療を研究中のバイオテクノロジー企業への投資者を集めていた。

「いい会社になりそうなんだ。だれかがやるべきだよ」と、わたしは言った。彼は結局、2016年にジュヴェネセンス社の共同創立者となった。ジムはこの活動の最大の支援者であり、わたしの良き友人でもある。来るべき健康寿命の革命について、人々や政府に説明する機会があるたびに、わたしたちは協力しあっている。

わたしはこの分野が加速するよう望んでいる。当然のことだ。そしてこの分野へのジュヴェネセンス社参入のメリットのひとつが、リスクの分散である。

あるとき、ライフ・バイオサイエンシズ社とジュヴェネセンス社がオーストラリアで同時に資金を集めたことがあった。多くの投資家が両方に賭ければ損失を分散できると考えて、どちらにも投資した。もちろん、ライフ・バイオサイエンシズ社としては資金全部を持ちかえりたいところだが、もし投資家にリスク分散の道がなければ、資金は1ドルも集まらなかったかもしれない。じつのところ、両社はさらなる協力を考えていて、合併も視野に入れている。

情報を共有し、理解をさらに広めるためのもう1つの取り組みは、2019年の「健康と寿命の研究アカデミー」創設である。デビッド・シンクレアとわたしとその他17名の老年学者は、新しい長寿研究についての白書を会議や公開討論会、政府との会合の場で発表することを目的に、非営利団体を設立した。

デイヴィッド・セットブーンを代表とするこのアカデミーの願いは、健康寿命に関する発見のペースの加速と、この取り組みによって世界中の長寿研究への公的資金や個人投資が増えることだ。

この種の研究やデータによって、イスラエルの億万長者サミ・サゴールのような投資家が興味を持ち、長寿研究に資産を注いでいる。サミは世界で注目を集める科学者ほぼ全員に面会し、今や老化は不変の状態ではなく、変えられるということを理解した。そして、脳と代謝の老化研究への資金集めや、老化の生物学的疑問を解決するための人工知能の使用に貢献してきた。

わたしはサミに、自分の研究室やバイオテクノロジー企業への支援を頼むこともできたが、彼のアドバイザーだけでいようとその場で決心した。わたし自身の願いと、世界全体の動きを変えられる男の願いが混同しないようにだ。シンポジウムなどの会議で同席するたびに、何かしら学ぶものがある。

サミはまた、どれほど粗末でも、わたしと同じ手近なホテルに必ず泊まる。会議のための旅行で時間を無駄にしたくないし、世界を変えられるかどうかが懸かっているときに、究極の心地よさなどいらないからだという。彼は老化研究のエンハンサー（促進剤）だ。そして健康寿命を延ばす治療法を早く見出すのに必要な、コラボレーションの絶好例である。

最後に、わたしは医薬品化学者と学術研究者のコラボレーションの設立にも力を入れている。

薬を設計、開発し、大学でその作用の概念実証を得るためだ。このコラボレーションによって、バイオテクノロジー分野の研究成果が見えやすくなる。そうすれば、この分野に興味のある投資家が正しく適正評価し、有望なバイオテクノロジー企業への投資を行うようになるだろう。

製薬から発売までの険しい道

理想的には、あらゆる長寿研究科学者が求めているのは、すばやく適応症を特定して必要な研究をし、第1相、第2相試験を始められるような革新的発見だ。とはいえ、どんな研究でも多額の資金がなければ実際の薬品開発にはつながらない。だから科学者には、同じぐらい大きな展望を持つ投資家が必要だ。

また科学者と洞察力のある投資家では、ときどき違う角度から状況やチャンスを見ることができる。細胞とミトコンドリアの幸せな共生融合に似ているといえよう。結果として、ライフ・バイオサイエンシズ社の全員が、数年後には年の取り方を変えられるという新境地を見出して、胸を躍らせている。このようなコラボレーション企業が増えるほど、輝かしい未来が早く実現するだろう。

薬品開発会社の科学顧問だったおかげで、新薬を発売するまで時間がかかることはわかっていたが、これほど多くの原因で開発が始まるまえから止まってしまうとは、数年前まで知らなかった。たとえば、投資家による企業価値の評価がプロジェクトの生死を分ける。

一般的に、投資家は最短期間で最高の利益を求め、成功実績のあるプロジェクトを探している。だから企業の展望によってもかなり価値が高まるが、過去の失敗による偏見には勝てないことが多い。

老化を防ぐ薬の場合、投資家は目新しさと有望さに惹かれるので、最初の評価は高いかもしれない。でも、たとえばわたしたちが、この薬は老化やアルツハイマー病を防いで死を遅らせるだろうが、まだ年を取っていないので提示できる成功実績はない、と言ったら、評価は下がるだろう。

つまるところ評価は、有望さと過去の成功のあいだのバランスで決まってくる。そのため、どのバイオテクノロジー企業もいつ資金が底をついて倒産するかわからない。

だからこそ、老化治療薬の研究をする企業には、たとえ評価がよくないときでも、研究の基となる科学を信じている投資家が必要だ。そして投資家は、まだなされていないものの可能性を見る必要がある。それは、グーグルや、アマゾンや、ライト兄弟が初めて飛んだ飛行機ほどのレベルの可能性だ。

ライフ・バイオサイエンシズ社のオフィスにあるすべてのパソコンの画面には、ライト兄弟の最初の飛行機の写真が映しだされている。最大の進歩をもたらす者はみな、最初はめったに応援してもらえないと肝に銘じるためである。

ライト兄弟は自分たちの発明を政府に無料で提供した。すると政府からは、型どおりの返事が届いた。彼らの発明は実用性が実証されていない機械飛行のありふれた実験のひとつであり、政府支援を受ける資格はないというのだ（支援など頼んでもいないのに）。

今これを考えると、「まさか？」と思うだろう。だから科学者や投資家に将来の展望を語るとき、わたしはこのように話す。飛行機を離陸させるには長い滑走路が必要だが、間違いなく空を飛べるだろう、と。

ビル・ゲイツが語ったように、わたしたちは2年後の進歩を高く見積もりすぎ、10年後の進歩を低く見積もりすぎる。さあ、がんばろう。助けはもうすぐやってくる。

第8章

時計を止める

Stop the Clock

ヒトという種が生きられる年数は最長で115年と考えられるが、多くの人が平均3つの病気にかかって80歳までに死亡している。ということは、センテナリアンのようにあと35年は生きられるはずだ。また、その年数を科学的に勝ちとって健康に過ごす方法もわかりはじめている。わたしの使命はこれをできるだけ早く実現することだ。

また、本書によって全世代の人々が、また多くの研究者や投資家が刺激を受けて、この使命を支えてくれるようにと願っている。理想としては、寿命を延ばし、人生の終わりに病む期間を短くすることもできるだろう。

疾病対策予防センターは、100歳以降に死亡した人と70歳前後に死亡した人とで最後の2年間にかかった医療費を比べて、わたしたちの発見が正しいことを確かめた。センテナリアンの医療費は、若くして死亡した人の3分の1だった。これは個人にとっても、家族にとっても、国全体にとっても良いことだし、第7章で述べたように、アメリカの医療費を大幅に抑えるのに役立つだろう。

わたしたちは、人生の最後の4分の1を健康で、活動的で、精神的にも元気で過ごすのがふつうという未来を迎えようとしている。そして幸運なことに、新薬をじっと待つ必要はない。老化を遅らせて、健康で元気で頭も冴えたままでいるために、今すぐできることがたくさんある。

ただ、その提案をするまえに、わたしの考えと限界について説明させてほしい。まず、安心して提案できるのは、対照臨床研究から得たデータに基づくものだけである。このような研究しか完全に信頼できない理由は、心と体の関係が健康に影響を及ぼし、関連研究の結果にも影響するからだ。

関連研究で被験者の症状が改善しても、治療によるものなのか、他の行動によるものなのか、もしくは偽薬効果なのかはわからない。効くと信じて薬を飲んだり治療を受けたりすると、最大で40％の人が改善しやすいとわかっている。

このように、心は役に立つものだが、逆に働くこともある。うつ状態の人はそうでない人より早く死亡する傾向があるからだ。その背後には生物学的な原因があり、エンドルフィンやタンパク質など、体や脳から分泌される多くの物質が心身の健康に影響している。

臨床研究では、研究者は、その治療介入によって統計的に大きな効果が生まれることを実証できなければならない。しかし、ヒトを被験者とした、長寿や老化の終点である死との関連性についての臨床研究はあまり多くはない。そこで、信頼できる関連研究の成果にも触れるつもりだが、提案としてではなく、あくまでも情報として述べるだけである。

この区別はわたしにとってとても重要だ。医大で教わった第一原則は、「まず、害を与えないこと」である。ラテン語では「プリマム・ノン・ノケレ」という。そのため対照臨床研究を行うときは、期待する改善を求めるだけでなく、副作用にも注目する。いいかえれば、何かを得るために何を差しだそうとしているのか？　ということだ。

それに加えて、ある人には良い治療が他の人には良くない場合もあることを確認する。これは性別や年齢の違いだけでなく、個別の違いにもよる。わたしたちはみな生物学的に唯一無二の存在だからだ。

ただ、成功した関連研究のなかには役立ちそうな情報もあり、健康と長寿に影響するものもあると思うが、まだ評価はできない。つまり、試験中の革新的なアイディアの多くはまだ結論が出ていない。ところが、臨床試験で安全性が証明されていない治療や、薬や、植物を、人々が受けたり飲んだりしていると耳にすると、その判断力のなさにがっかりする。無害に見えるサプリメントでも、薬との相互作用で有害になりかねないのだ。

何歳が老人？

生物学的年齢と実年齢

わたしたちが病院研修医だったとき、バー・ハマ博士の回診についていくたびに、患者が年齢より老けて見えるか若く見えるか尋ねられたものだ。わたしたちはすぐに、生物学的年齢と実年齢は同じではないと気づいた。でもこの衝撃を痛感したのは、母がたった1年間で20歳も年を取ったように見えたときだった。

彼女は55歳のときに急性出血性膵炎と診断され、集中治療室で3カ月過ごした。当時34歳だったわたしは、ベッドのそばで何度も夜を過ごしながら、母が死ぬのではないかと怖れた。脈が弱く、血圧もほぼ上がらず、酸素レベルはほとんど測れないほどだった。

母はすい臓の部分切除や、人工肛門形成などの手術を受けた。1年後に人工肛門が取りはずされ、家に帰ることができたが、50代後半というより70代のように見えた。でもホロコーストの生き残りの母は、強い人で意欲にあふれ、がんばって78歳まで生きた。ただ人生の最後の20年間は病気ばかりしていたので、家族にできることはなんでもしたものの、生活の質は良いとはいえなかった。

わたしにとってこの経験は、寿命とともに健康寿命が大切だと、身に沁みて感じさせるものだった。また、実年齢と生物学的年齢はほとんど同期しないという典型例でもあった。

人を生物学的年齢で評価するため、科学者たちは標準的な老化バイオマーカーを定めようとしてきた。手や腕を使わずに椅子から立ちあがれるかという機能的なものから、ＨＤＬ値という生物学的なもの、さらにはテロメアの長さまで、あらゆる試験を行ってきた。しかし、だれにとっても正確なマーカーだと証明されたものはまだない。とはいえ、膨大なデータを集めて拡張知能（ＡＩ）を使った結果、ようやく前進しはじめている。

ＦＤＡはこの動きを支援している。バイオマーカーがあれば、実年齢ではなく生物学的年齢に基づいて人々を治療できるからだ。たとえば50歳の人でも、バイオマーカーで生物学的には45歳に近いことがわかったら、最初の大腸内視鏡検査をするまであと5年待つことができる。今リスクがある人や、今後リスクがある人を予測できるので、バイオマーカーはより良い医療の提供に役立つだろう。

さらに、わたしたち老化科学者は、老化の特徴を防ぐことによって変えられるバイオマーカーを見つけたいと思っている。たとえば、新しい薬や治療を施した場合に、その人の生物学的年齢が結果として若くなることを見たいのだが、これがなかなか難しい。

今のところ、生物学的年齢と実年齢を見分けるのにもっとも良いバイオマーカーは、「メチル化」と呼ばれるメカニズムだろう。環境とゲノムの相互作用、すなわち後成的遺伝によってゲノムのメチル化に変化が起き、その変化が遺伝子の活性を変える。

わたしの友人でカリフォルニア大学ロサンゼルス校の科学者スティーヴ・ホルヴァートとモーガン・レヴィーンは、ゲノム上の数百のメチル化部位を測定し、血液検査で実年齢を判断しようとしている。集団レベルでは、血液に見られるものと、臓器に見られるものは同じである。しかし個人では、ある臓器の生物学的年齢と別の臓器の年齢が違うことがある。つまり、心臓の生物学的年齢と肝臓の生物学的年齢が違うかもしれないのだ。

もし心臓のほうが年を取っていたら、心臓血管疾患になるかもしれない。肝臓のほうが年を取っていたら、肝臓病になるかもしれない。大人の女性の乳房は、メチル化のせいで体の他の部分より生物学的に10歳年上だといえば、その複雑さがよくわかるだろう。

スティーヴとモーガンは、人が平均何年生きられるかを推定する「時計」で寿命を測るため、人工知能を使う方法も編みだした。わたしにとっての問題は、この測定がメチル化の変化に基づくものであり、メチル化は可逆性の作用ではないかもしれないということだ。だれかに老化を遅らせる薬を投与しても、すでに存在するメチル化は消えないかもしれない。だから、この研究も興味深い探求の入り口ではあるが、そのうち治療に使えるもっと良いバイオマーカーが見つかることだろう（バイオマーカーと時計については第9章で詳述する）。

使わなければダメになる

運動は健康寿命と寿命を延ばす

老化を防ぐのにいちばん良い方法は、間違いなく運動である。これは男性でも女性でも、また人生のどの時期でも効き目がある。運動は心臓血管の健康に良いだけでなく、体重を抑え、2型糖尿病のリスクを下げる。さらに脳卒中、認知症、がんさえ予防する可能性がある。

これまでの証拠によれば、わたしたちは一生のあいだ動けるようにできているはずだが、60～80歳のある時点で老化の影響が全身に及び、体力や筋力が落ちはじめる。心臓血管の能力も年齢とともに落ちるので、年を取るほど、とくに筋力トレーニングや有酸素運動が重要になってくる。

コツは、筋力を増して心臓血管系を強くする活動や運動をいろいろと試してみて、いちばん気に入ったものを続けることだ。「使わなければダメになる」ということわざはまさに本当で、しかも体の健康を保つだけではない。有酸素運動は認知機能にも驚くほど効果があることがわかっている（この点については、あとで述べよう）。

年を取るにつれ、ストレッチで柔軟性を保ったり、ヨガや太極拳のようにバランスをきたえる運動をすることが大切だ。わたしの妹で、世界中にスタジオを持つスーパートレーナーのオスナットは、柔軟性は一生のあいだ大事だが、年を取るとなおさらだと、わたしに言いきかせた。そのアドバイスに従ったおかげで、わたしは機能障害を防げたのだろう。柔軟性とバランス感覚は、けがの予防にもなる。わたしは15分間のストレッチを少なくとも週に1回、できればもっと多く行っている。

運動を始めるのに遅すぎることはないが、運動をする習慣がまだない場合は、ゆっくりと始めなければならない。やろうとしている運動について、まずは主治医に相談し、60％の力で始めてみて、そこからゆっくりと増やしていこう。

どれぐらい運動したらいいかについては、まだわかっていない。カロリー制限の場合、ある程度カロリーを制限すると寿命が延びるが、カロリーをすべて制限すると死んでしまう。それと同じように、目標に達するのに最適な範囲を見つける必要がある。ある人にとって最適な運動の種類や量は、他の人にとっては有害かもしれない。人はそれぞれ違うからだ。

高齢者にはたいてい、少なくとも25分間の運動を週に3～5回するよう勧めている。それが絶対正しいという証拠はないし、間違っているという証拠もない。高齢者一般への妥当な提案というだけだ。個々に提案するときは、運動の回数を増やすようにとか、時間を長くするようにと言うこともある。

詳細は明らかではないが、運動が健康寿命に不可欠であり、運動によって80歳過ぎまで元気でいられる可能性が高まることがわかっている。若者にとっても高齢者にとっても、運動はどんな食事療法よりも効果がある。

65万人以上の人々を約10年にわたって追跡した研究の報告によると、週に75分の速歩きのような適度な運動によって、寿命がほぼ2年延びるという。また、週に平均2時間半から5時間の運動をする人は寿命が3年半長く、1日1時間運動する人は4年半長かった。

とはいえ、これは観察研究もしくは関連研究なので注意してほしい。ひょっとすると、運動した被験者の老化が遅かったのは、運動ができたからかもしれない。また、健康的な食事やサプリメント療法のおかげで長生きした人がいたかもしれない。

このように、わたしは運動が大事だと思っているものの、科学者としては、この研究報告における寿命の差が間違いなく運動の結果であるとは言えない。それでも、毎日運動しているのはたしかだ。そして妹のネッタの家を訪れる日は、彼女のおいしい料理をがまんできないので、いつも以上に運動するようにしている。

NIHが出資した研究でも、高齢の女性（平均72歳）で、1日約4400歩歩く人の死亡率は、約2700歩歩く人より非常に低いという結果が出た。そして4400歩以上歩く人の死亡率はさらに下がり、7500歩前後で横ばいになった。1日1万歩が健康でいるための魔法の数字だという通説があるが、それを裏づける科学的証拠はあまりないと言わざるをえない。たとえ若者や中年の人にとっては正しい数字だとわかったとしても、1万歩では多すぎる高齢者がいるかもしれない。

ところで、1マイル（約1・6キロ）を何歩で歩けるかはその人の歩幅により、その長さは年齢とともに減っていく。でも計算のために、歩幅が60センチより少し長ければ、2000歩余りで1マイル歩けるだろう。もし毎日欠かさず運動しているなら、あと1マイル歩くようにするだけで寿命と健康寿命を延ばすことができる。

運動の興味深い点は、理論的には、体に悪いということだ。運動は酸化ストレスを誘導し、酸化ストレスは老化や病気につながりやすく、筋肉組織の破壊を増やすし炎症も起こす。それでも、運動は何歳になっても体に良い。いったい、どうなっているのだろう?

抗酸化物質とホルミシス

定期的な運動はあらゆる老化の特徴に良い効果をもたらすようだ。その理由のひとつは、「ホルミシス（有害なものが少量では益となること）」という作用かもしれない。この作用が働くと、一定量のストレスが自然防御能の多くを活発化させるため、体を守るのに役立つことがある。適度な運動は代謝率を上げるので、細胞内に酸素遊離基が増える。

かつて、この遊離基は完全に有害だと思われていた。ところが遊離基には複雑な効果があり、有益なものもあることがわかってきた。たとえば、細胞がひどく損傷する危険があるとき、遊離基からの警告によって内部の抗酸化防御を高めることができる。

このようにホルミシスは、酸化ストレスから体を守る仕組みを活発にする作用であり、回復力を強めるものだと考えられる。つまり有害なものにさらされることによって、回復力を強化するのだ。運動に伴う短時間の酸化ストレスにさらされると、ストレス全般への防御力が高まり、そのおかげで老化が遅くなる。

運動は「AMP活性化プロテインキナーゼ」という酵素を刺激する。これは、細胞のエネルギー状態の恒常性を保ち、脂質代謝を制御する酵素だ。運動はまた、栄養源を感知するタンパク質mTORをも刺激し、これは寿命には良くない働きをするが、それでも運動のメリットは欠点をはるかに上回る。

ホルミシスに加えて、定期的な運動は細胞内のタンパク質をリサイクルする仕組みを刺激する。これは損なわれたタンパク質恒常性、すなわち傷ついたタンパク質の蓄積という老化の特徴に直接効き目がある。傷のないタンパク質はDNAを修復するが、DNAはいつもダメージを受けているので、この修復はとても重要だ。もし修復されなかったら、がんが発生するかもしれない。傷ついたタンパク質を分解し、それぞれの要素を使って健康なタンパク質を作る自食作用を、運動は効果的に刺激する。

ストレスにさらされて強くなる

わたしのおじ、アーヴィン・アダムは、「人を殺さないものはその人を強くする（ニーチェの言葉で、人は苦労するほど強くなるという意）」という格好の見本だろう。彼の場合、その強さで戦争の悲劇や自然災害を生き延びたというだけでなく、4回もすべてを失って一から出直し、97歳でもまだ元気なのだ。

チェコ出身の彼は、ホロコーストの時期に6つの強制収容所で14カ月を過ごした。そして今は、94歳で退職するまで47年間教えてきたベイラー医科大学で、週2～3回講義を受けている自称「若者」だ。「衰えないようにしないとね」と、肩をすくめながら強いチェコ語なまりで言う。

彼は収容所にいたころの話をしたがらないわけではないが、耐えてきた苦難について長々と語ったりはしない。それどころか、いたずらっぽい笑みを浮かべながら、こう話す。

「第2次世界大戦中に何をしていたかと訊かれたら、政府の金でドイツを観光旅行していたよ、と答えるんだ」

なぜ6つもの収容所に移されたのか尋ねられると、また肩をすくめる。

「わたしは好かれていたからね。ドイツをもっと見せてやりたいと思ったんだろう」

じつは経験をつぶさに語ろうとしないのには、もっともな理由があった。

「話してもわかってもらえないだろう。わかるはずがない。あそこであったことは信じがたいことなんだ。自分がどこにいるかさえ、気づくのに24時間かかった。収容所について何も知らなかった。教えてもくれなかった。なのに、そのど真ん中にいたんだ。あれから50年たって、孫たちにどう説明したらわかってもらえる？　わたしでもすぐにはわからなかったのに、きみたちにどうして理解できるんだね？」

彼の自叙伝『*Everything is Otherwise*（すべて違っていれば）』でも、収容所時代やユダヤ人虐殺については25ページしか割かれていない。彼と妹のイーディスはこの虐殺から逃れたが、両親は犠牲になった。彼は生き延びて、最終的にはアメリカで家族との平和な暮らしを手に入れたので、「アウシュビッツのことは忘れられる」と言う。

彼は１９４５年に解放されたあと、チェコスロバキアに戻り、プラハで医学の研究を始めた。疫学研究にほとんど集中していたが、ヴラスタ・パンコーヴァにもかなり夢中になっていて、まもなく彼女と結婚した。ふたりともプラハのカレル大学で感染症の助教授になったが、１９６０年までに、共産主義者ではないという理由でその職を追われた。共産党員であることが教員には必須だったため、大学の学生たちに「十分な医学的・政治的教育」を与えられないとして、アーヴィンとヴラスタは正式に解雇されたのだ。

それでも、ふたりはポリオに関する専門知識を身につけていたので、やがてアーヴィンはプラハ免疫学研究所で、ヴラスタは医師の社会人教育のための学校で職を得た。

ジョナス・ソークが開発したポリオワクチンが、１９５８年にチェコスロバキアで認可されたとき、アーヴィンはワクチンを広く分配するため、その中心的な役割を担った。政府は全員に接種するだけのワクチンを入手できなかったため、2歳児に接種し、残りの人々の分についてはさらに入手できるのを待つことにした。もっと広く国民に供給するため、アーヴィンは、筋肉注射という標準的な方法ではなく、5分の1の量を皮内注射（皮膚の第2層「真皮」に注入）すれば十分な免疫反応が得られるはずだと提案した。

1959年、チェコスロバキア保健局はこの方法の安全性と有効性をアメリカ製生ポリオワクチンで試験することを認め、アーヴィンは委員会のメンバーとして治験の計画と評価を行った。やがて1961年、これが安全で有効だとわかったため、チェコスロバキアはポリオを撲滅する最初の国になった。アーヴィンはその功績により、2012年にチェコのノーベル賞にあたるチェスカ・ハラヴァ賞を受賞した。また1989年に彼とヴラスタは、カレル大学から生涯の功績に対して金メダルを授与された。さらに2004年、アーヴィンはチェコ共和国学会（かつての王立科学協会）の外国人メンバーに選ばれた。

また、彼には「第2の人生」があった。1968年にソ連軍が侵攻して「プラハの春」の自由主義改革を制圧したとき、彼とヴラスタは娘たちとともにカナダへ逃亡し、しばらくそこに滞在したが、やがて再び暴力から逃れることになる。彼がマギル大学で職を得たころ、ケベック州独立運動推進派がモントリオール地区で爆弾事件を起こしたからだ。当時、大学は暴力的なデモの標的になっていたので、彼はビザを手に入れて家族でヒューストンに移り、ベイラー医科大学の教授となった。

「わたしはもともと冒険好きなんだよ」と彼は言う。

「それが役に立ったんだ。でも人に勧めようとは思わない。もしふつうの生活ができて、それを失いそうな危険もなくて、夢想家じゃないなら、じっとしていることだね。うろうろしないほうがいい。大変だから」

長年にわたる冒険を終えて、とっくに引退しただろうと人は思うかもしれない。65歳ではないにしても、少なくとも75歳までには退職を考えただろうと。ところが85歳になっても「辞める勇気がなかった」と彼は言う。

「退職したら、いったい何をしたらいいんだい？」

ようやく職業人生を終えた今、享受している「余生」をどのように生かしているのだろう？

本人の言葉どおり、彼は衰えないように努めている。しかも薬に頼るだけではない。1日に2〜3時間、右寄りのFOXニュースと左寄りのCNNニュースの番組を交互に観て過ごしている。

「アメリカで何が起こっているか知っておきたいからね」

また、チェコの週刊誌も読んでいる。それにはヨーロッパのニュースが詳しく書かれ

ていて、アメリカのニュースについても本国の出版物より良い記事がよく載っていると
いう。

「こっちの解説のほうがずっとわかりやすいし、信用できるんだ」

おじのアーヴィンは、回復力を持つ人のすばらしい例だ。多くのスーパーエイジャーのように、彼は苦難と大混乱のストレスにさらされてきたし、不健康な習慣を控えてきたわけでもない（25年間もパイプをふかしてきた）。しかし驚くことに、ホロコーストの生き残りの人たちは、耐えてきたストレスにもかかわらず10年ごとに元気になっていき、やがて並はずれた長寿を手に入れている。もしかしたら、長寿の原因はストレスであり、ホルミシスのおかげかもしれない。アーヴィンの場合、収容所時代や人生のテーマだった移民生活によって、体の防御メカニズムが強められ、生涯を通して彼を守ったのだろう。

ホルミシスか、遺伝子か、意志の力か、それとも3つすべてだろうか？　ホロコースト時代に発生したメチル化パターンによって、それ以降も守られたという可能性もある。答えがなんであろうと、老化を遅らせる秘密を解こうとしているアルバート・アインシュタイン医科大学のチームにとって、アーヴィンおじさんはとても大きな励みとなっている。

加齢による筋肉量の減少を防ぐ

運動は生涯にわたって大切なものだが、年を取ると筋肉や機能が衰えやすくなるので、さらに重要になってくる。筋力、身体能力、歩行速度が、機能を測定するのによく用いられている。「サルコペニア」と呼ばれる深刻な筋肉量の減少は、高齢者にときどき見られる加齢性の変化である。

筋肉量は40代まで比較的維持されるが、その後しだいに減っていく。老化の生物学的作用を観察すると、筋肉量の減少が起きるのは、加齢とともに失った筋肉を補うだけの新しい筋肉細胞を作らなくなるためだとわかる。筋肉量の減少も心配だが、筋力の低下はもっと大きな問題だ。筋力の低下は、筋肉そのものの質によることも、血管や神経の変化によることもある。

この変化は、古くなった神経系が筋肉を動かす命令を伝えられないときや、酸素や栄養が足りないときに起こる。だが判定するのは簡単ではない。人は年を取るとたいてい運動しなくなって全体的に活動が減るし、いつもすわっていることも、加齢による筋力の低下や筋肉量の減少の原因になるからだ。

放置していると、筋肉量の減少によって身体能力が落ちて、階段の上り、歩行、椅子からの立ち上がりが難しくなる。そのため転倒のリスクが高まり、体が不自由になったり、長期医療が必要になったりすることがある。筋肉量の減少は代謝にも良くない。

筋肉量が減りはじめる年齢とほぼ同じころに2型糖尿病が増えてくる。筋肉は体の糖分のほとんどをグリコーゲンとして貯蔵しているため、インスリン感受性を保つもっとも重要な臓器だ。インスリン抵抗性（インスリン感受性が低下し、インスリンの作用が十分に発揮できない状態）は2型糖尿病のおもな症状である。そのうえ、年を取ってもふつうは食習慣を変えないので、活動が減ってくると、カロリーを消費するかわりに脂肪が蓄積されやすい。

運動＋メトホルミン

メトホルミンでわかっている魅力のひとつは、寿命を延ばすＡＭＰキナーゼを活性化しつつ、寿命を縮めるｍＴＯＲを抑えることだ。この有益な相互作用をさらに詳しく調べるため、友人で協力者であるケンタッキー大学の老年学者シャーロット・ピーターソンが、ＮＩＨ出資による研究を行った。

研究では、２つのグループの高齢者が14週間、同じ量の筋力トレーニングをした。期間中、1つのグループはメトホルミンを飲み、もう1つのグループは偽薬を飲んだ。シャーロットの仮説は、運動もメトホルミンもＡＭＰキナーゼを活性化させるので、相乗作用で効果が増すだろうというものだった。

驚いたことに、どちらのグループも筋力と筋肉の質が臨床的に非常に向上したが、メトホルミンは運動のメリットをいくらか妨げたらしく、とくに筋肉量の増加を抑えたようだった。わたしたちはＭＩＬＥＳ試験のときのように、転写産物、すなわち両グループから運動前後に採取した筋肉の生検材料において、ＲＮＡが発現させた情報を調べた。すると、メトホルミンなしで運動した場合でも、メトホルミンを飲んで運動した場合でも、筋力では同じような効果が見られた。

筋肉量が少ないのに筋力が同じとは、どういうことだろう？　筋肉重量の単位当たりでは、メトホルミンを飲んで運動した人のほうが、運動だけの人より力が強いのはなぜだろう？

優秀な元大学院生アミヤ・クルカーニが、１つの違いに気がついた。メトホルミンを飲んだグループの人は、運動による悪影響の酸化的損傷と炎症が少ないのだ。メトホルミンはまた、運動によって増えるｍＴＯＲを抑制する。つまり、ｍＴＯＲの減少が筋肉の機能を良くするのかもしれない。その日の終わりには、被験者の筋機能に違いがなかったので、運動とメトホルミンの相反するメリットが相殺されたのだろう。

メトホルミンは運動のプラス効果をすべて生じさせるわけではないが、運動とメトホルミンの組み合わせには全体的なプラス効果がたくさんありそうだ。なので、わたしは運動するときにはメトホルミンを飲んでいる。

寿命を養う

アメリカの高齢者の4人にひとりが十分な栄養を摂っていないし、65歳以上の3人にひとりは食生活に問題がある。栄養不良は体力低下や、免疫反応の低下、体重減少、貧血、疲労感、物忘れ、精神錯乱の原因になりやすい。また甲状腺機能を低下させ、有害な薬物相互作用のリスクを高める。だから、栄養不良の高齢者がしょっちゅう医者に通ったり、救急外来へ運ばれたりするのは驚くにあたらない。また彼らは、栄養が足りている人より入院することが多く、入院日数もほぼ2倍で、費用も2000〜1万ドル高くつく。

健康寿命に興味がある人なら、ケトン食療法や、地中海ダイエット、ブルーゾーンに住む人たちの食事についてすでに知っているだろう。でも同じぐらい大事なのは、いや、はるかに大事なのは、健康的な生活は何を食べないかによるということだ。良い栄養とは、最新の流行に従うだけでは得られない。また運動や断食と同じように、食生活の指針はその人の必要性、環境、生物学的年齢によって大幅に変わってくる。ただ一般的には、覚えておくべき5つの指針がある。

1 カロリー摂取量に気をつけよう

カロリーは重要だ。食べる量に気をつけて、毎食時ほんの少し減らすようにすれば、大きな違いが生まれる。何十年もまえから、たくさん食べるより少食のほうが健康に良いとわかっている。米国医学会誌『ザ・ジャーナル・オブ・アメリカン・メディカル・アソシエーション（JAMA）』に発表された研究によると、食べる量を減らすことと、1日置きの断食を比べたとき、両グループの被験者は平均して同じぐらい体重が減った。だが断食した人たちは、断食のほうがこれまでにしたカロリー制限より楽だったと答えた。

> 1グラムの炭水化物は約3キロカロリー
> 1グラムのタンパク質は約4キロカロリー
> 1グラムの脂肪は約9キロカロリー
>
> 脂肪はもっともカロリーが高いので、1グラムの脂肪を取り除くのがいちばん難しい。

2 主要栄養素を摂ろう

体は主要栄養素を消費する。主要栄養素とは、タンパク質、脂肪、炭水化物、水から得る栄養素で、おもにエネルギーの生成と細胞の成長や修復に使う。タンパク質、脂肪、炭水化物の最適な比率についてはさまざまな説があるが、加齢によって体の状態が変わるので、その比率も人生のそれぞれの時期によって変わってくる。

たとえば、若いときにはタンパク質が必要だが、タンパク質はｍＴＯＲを活性化するため、一定の生物学的年齢を超えたあとは体に良くないことがわかっている。とはいえ、高齢者が炭水化物と脂肪を増やすのも良くないので、いくらか妥協するしかない。また困ったことに、先進国の60~80代の人々は、栄養過多から栄養不足になっていく傾向がある。このように、人生のあらゆる時期に最適な主要栄養素の比率はこれだと、はっきり断言することはできないだろう。

２０１８年、医学誌『ランセット』に発表されたアンケートに基づく研究では、45~64歳の１万５４２８人を対象に、タンパク質、脂肪、炭水化物の比率が死亡率にどのように影響するかを調べた。

死亡率が最低だったのは、食事の50~55％が炭水化物の人である。食事の80％が炭水化物の人は、リスクが最高10％上がった。そして炭水化物を食事の20％に抑えている人は、リスクが最高60％上がった。つまり長生きするには、炭水化物をほどほどに食べるほうが、多すぎたり少なすぎたりするよりいいようだ。

しかし、この研究には問題がある。あらゆる食事研究につきものの問題だが、自分の食べたものを正確に記録するのが得意な人はそれほどいないのだ。だから、もっとも結果の良い人が実際に炭水化物を50％食べていたのかどうか、じつはわからない。もしそのとおりだったとしても、その結果は、気づいたり測ったりできない他の習慣によるのかもしれない。多くの研究と同様に、性別、年齢、人種、総カロリー摂取量、身体活動、喫煙、糖尿病、教育、収入など、死亡率に影響するものによって結果は統計的に調整されている。

とはいえ、もっとも炭水化物を摂っている人が一日中間食をして、老化防止になる絶食時間をあまり設けていなかったとしたら？　まあ、いずれにせよ、65％以上が炭水化物の食事は体に良くないと考えるのが無難だろう。

また、穀類をたくさん食べる人のほうが、あまり食べない人より死亡率が低いという証拠もある。しかしよく見ると、その人たちは穀物をたくさん食べていただけでなく、あまり牛肉を食べていなかったし、人より運動していたようである。だから、このプラス効果の原因は、穀物か、運動か、肉食の制限か、またはこれらの組み合わせかもしれないし、まだ発見されていない要素のせいかもしれない。

さらに研究によれば、長生きするには、食物繊維の多い食事のほうが低炭水化物食より大切だとされている。食物繊維が多いとコレステロール値が下がり、血糖値が正常化し、消化管内の動きがよくなるので腸が健康になる。

タンパク質に関していえば、いろいろあるなかで肉がいちばん健康に悪いとわかっている。9万人を追跡調査した「ロマリンダ・アドベンティスト健康調査」によれば、タンパク源として肉をもっとも多く食べる人は心血管疾患死亡率が約2倍になり、ナッツや種をよく食べる人の死亡率は50％下がった。また、肉をあまり食べず、野菜をたくさん食べる人は体格指数（BMI）が低く、2型糖尿病、高血圧、がんの発症率も低くて、全体的な死亡率が低かった。

加工した赤身肉は他のどんなタンパク質より死亡リスクを高めるが、鶏肉や魚、乳製品でタンパク質を摂ることはそれほど危険ではない。しかし卵は死亡率を高めるとされ、卵を食べることと心血管疾患死亡の発生には関連性がある。アメリカのガイドラインで推奨されているコレステロール最大摂取量は1日200ミリグラムで、卵1個に含まれる量と同じだ。

2019年、米国医学会誌『ザ・ジャーナル・オブ・アメリカン・メディカル・アソシエーション（JAMA）』に発表された研究では、もしこれが1000ミリグラムに増えると、心血管疾患死亡率が70％以上上がると報告されている。

この研究結果によれば、1日に2個半の卵を食べていると、心血管疾患死亡率が40％上がる。ただし、このマーカーが関係するのは実際には朝食かもしれない。卵を食べるのはたいてい朝食のときだから、朝食を抜けば卵を食べないだろう。朝食を抜いて、夕食に卵を食べたらどうなるのか？　本当のところはわからないが、朝食を抜けば体型も見栄えよくなっていくはずだ。

肉を食べる非菜食主義者、ときどき菜食にするセミ・ベジタリアン、魚と野菜を食べるペスコ・ベジタリアン、乳製品と卵と野菜を食べるオボ・ラクト・ベジタリアン、菜食のみのヴィーガンを調査すると、ＢＭＩは、ほぼ肥満である非菜食主義者の28・8から、やせ細ったヴィーガンの23・6へとしだいに下がっていく。また２型糖尿病の発生率は、非菜食主義者の８％からヴィーガンの３％へと下がっていく。

けれども被験者のセンテナリアンのうちベジタリアンは約２％しかいない。つまり、遺伝的要素が健康寿命と寿命にとって重要であり、その要素を特定すれば、生活習慣や環境による悪影響を防げるということだ。

水分を賢く摂る

水はたしかにすべての臓器が機能するのに必要な主要栄養素だが、どれだけ飲んでもいいというわけではない。ペットボトル入りの水はガソリンより高いし、その水がきれいかどうかわからないことさえある。使い捨てのペットボトルが世界的なプラスチック問題を悪化させているのも周知の事実だ。

だが、ペットボトル入りの水が地球環境に悪いというだけでなく、わたしたちは飲料会社が信じさせようとしているほど多くの水を飲まなくていいのだ。一般に、男性が１日に必要な水はコップ約4杯で、女性は約3杯である。もちろん水の必要量は、たとえば運動しているか、乾燥地域に住んだり訪れたりしているか、発熱しているか、標高の高いところにいるかなど、さまざまな要因で変わってくる。

水を飲みすぎると、ナトリウムが失われる。若い男性が水中毒になった例では、血漿内のナトリウム濃度が下がりすぎたため意識を失って死亡した。これは腎臓が良くないときにしか起こらないが、腎臓が健康かどうか、どうしてわかるだろう？

ただし、高齢者の場合は脱水症にならないよう気をつけなければならない。年齢とともに喉の渇きを感じにくくなるので、高齢者は脱水症になりやすいからだ。

肥満を防ぐ

肥満は2型糖尿病や、その他の命を縮める病気の原因になる。でも太りたくなくても、脂肪を食べるのをやめたくはないものだ。脂肪を少し食べることは体に良いし、必要だからである。「脂肪」が「体に良い」というのを見て、わたしと同じく嬉しいと思うなら、理想的な体格指数（ＢＭＩ）についての最新情報がきっと気に入るだろう。

健康的な体型といえばやせ型だと思われているが、世界中のあらゆる年齢の数百万人を調べた研究によると、もっとも死亡率が低いのは、いくらか余分の皮下脂肪を持つ人だとわかった。これはあらゆる年齢層の男女に当てはまる。

この研究ではＢＭＩに着目し、どのＢＭＩ値でもっとも死亡が多いか研究した。測定値20～24は健康であり、20以下はやせぎみ、25以上は太りぎみで、30以上は肥満である。この数字から見れば、健康なＢＭＩ値の人の死亡率がもっとも低いと思うだろう。

ところが実際には、ＢＭＩ値27前後の太りぎみの人なのである。ただし太りすぎはよくない。わたしのように、ほんの少しぽっちゃりしているぐらいがいい。この程度のＢＭＩ値の人は内臓脂肪も少々多いかもしれないが、皮下脂肪によって体が守られているし、遺伝的特徴との相互作用もあるだろう。また、高ＢＭＩ値は糖尿病になりやすいことを強く示すが、低ＢＭＩ値が糖尿病を防ぐのか、もしくは食事が防ぐのかはわかっていない。

あなたのBMIは?

あなたのBMIは、以下のサイトで計算できる。
https://www.aarp.org/health/healthy-living/info-2017/bmi_calculator.html
（日本語では「BMI適正体重――高精度計算サイト」がある。https://keisan.casio.jp/exec/system/1161228732）

体重が増えると、以下のような病気のリスクが高まる。

■冠動脈性心疾患
■2型糖尿病
■がん（子宮内膜がん、乳がん、結腸がん）
■高血圧
■高コレステロール症
■脂質異常症（高脂血症）
■肝疾患・胆嚢疾患
■睡眠時無呼吸・呼吸困難
■変形性関節症
■婦人科系疾患（異常月経、不妊症）
■脳卒中

健康的な食事で体重を減らすと、

■血圧が下がる
■糖尿病の管理がしやすくなる
■がんのリスクが下がる
■悪玉コレステロール（ＬＤＬ）値が下がる

体重を減らすことには大きなメリットがあるが、65歳以降は、数キログラム余分についているほうが障害を負うリスクが下がり、寿命も延びるようだ。

3 とても小さな「友だち」を守ろう

わたしたちの体は、他の細胞より微細な細胞を合計で約37兆個も持っている。これらの細菌細胞はマイクロバイオーム（微細物叢《びさいぶつそう》）を形成するが、マイクロバイオームは指紋のようにその人独自のものだ。「マイクロバイオーム」と聞くと、腸内に住む善玉菌を思い浮かべる人が多いが、この微生物細胞はどこにでもいて、腸の外や皮膚の上にもいる。これらの細胞についてはかねてから知られていたし、腸内のマイクロバイオームがビタミンＡ、Ｄ、Ｅ、Ｋの処理に必要だとわかっていた。

でも最近になって、体の器官全体に大きな影響があることや、多くの加齢性疾患やうつ病に関係することがわかってきた。ＮＩＨによる「ヒューマン・マイクロバイオーム・プロジェクト」などの研究で、マイクロバイオームと健康寿命や寿命との関係が調べられたが、微生物が老化にどう影響しているかはまだわかっていない。

ただ、その状況もまもなく変わりそうだ。腸内のマイクロバイオームを変えることで、さまざまな病気を治すことを目的とした多くの実験が進行中だからだ。これまでのところ、マイクロバイオームの健康と、消化、免疫反応、炎症、骨密度、認知機能のあいだに関係があるという証拠が見つかっている。

マイクロバイオームについてはまだわからないことのほうが多いが、体の生理機能で重要な役割を果たしていることは間違いない。またわたしたちの研究室での実験で、微小細菌を移植したり、抗生物質を少量投与したりすると、大きな生理的影響が見られた。ただ、わたしにとってもっとも関心があるのは、マイクロバイオームが老化に大きな影響を及ぼすかどうかだ。

これまで見てきたところ、入院したり、施設に入ったり、抗生物質の投与を受けたりしていないかぎり、高齢者たちのマイクロバイオームに大きな変化はない。でもだからといって、マイクロバイオームのバランスの良いときと悪いときで、その人の体調に違いがないということにはならない。

腸内のマイクロバイオームは、ヨーグルトやザワークラウトのような発酵野菜に含まれる、生きた細菌培養物で養われているようだ。抗生物質、便秘薬、人工甘味料、加工食品、すわりがちな生活習慣は嫌いらしい。

4 減量のためでなく、最良の健康のために食べよう

ここ何年かのあいだに流行ったあらゆる食事療法のなかで、治療介入と対照群による臨床研究に基づき、ヒトの健康寿命と寿命を延ばすと証明された唯一のものは、地中海食である。スペインで長期にわたって行われた「ＰＲＥＤＩＭＥＤ」研究では、少し太りぎみで糖尿病と心臓病のリスクのある男女７５００人を、無作為に２つのグループに分けて５年間調査した。

一方のグループは研究開始当時に西洋で推奨されていた低脂肪食を食べ、他方のグループは高脂肪の地中海食にアーモンドかオリーブ油を追加して食べた。オリーブ油は高カロリーだし、飽和脂肪と不飽和脂肪が混じっているので、非常に体に悪いと多くの医師が言った。

ところが、オリーブ油を摂った人たちの結果が最良で、食事にアーモンドを加えた人たちの結果をわずかに上回った。低脂肪食のグループと比べると、地中海食の人たちは糖尿病、心臓

病、脳卒中が3分の1少なく、認知低下も少なかった。おまけに体重も減った。

注意してほしいのは、このような結果が、1つの要因や1つの食品によって出るのではないということだ。地中海食には幅広い種類の野菜や果物、精白していない穀物、豆、少量の魚や鶏肉、ほんの少しの赤身肉が含まれる。ただし、オリーブ油はこの研究結果でもっとも大きな要素だといえるだろう。

スペイン、ギリシャ、イタリアの人たちは、平均して1年に約12リットルのエクストラヴァージン・オリーブオイルを摂る。それに比べて、アメリカ人の平均は1年に約1リットルだ。地中海地域の人々は、この黄金の液体をアメリカ人の12倍も摂っている。

オリーブ油にはいろいろある

オリーブ油の抗酸化ポリフェノールは、血管や遺伝子に直接的な効果を示し、腸内の善玉菌を養い、炎症を抑える脂肪酸を生成する。

PREDIMED研究によると、エクストラヴァージン・オリーブオイルだけが健康効果をもたらしたという。エクストラヴァージンでないオリーブ油ではなんの効果もなかったようだ。コールドプレス・エクストラヴァージン・オリーブオイルには約30種類のポリフェノールが含まれていて、炎症を抑え、老化の特徴に効き、とくに心臓血管系や脳の老化を防ぐ。また、健康効果のないオリーブ油より酸味が少なくておいしい。
オリーブ油で料理すると発がん物質が発生するかもしれないと心配する人のために述べておくと、毎日オリーブ油で料理していた被験者たちに、健康上でマイナスの影響は見られなかった。

栄養補助食品の開発が進行中

スーパーマーケットの棚にはすでに健康的なスナック食品がいくつか並んでいるが、数年後にはもっと増えるだろう。栄養補助食品や本当に健康的なスナックは、食品会社が開発中の最新の製品だ。わたしはペプシコ社の科学諮問委員会のメンバーとして、高齢者のニーズに合う健康的なスナックの種類を見つけるための助言をしている。あるとき、わたしたちは枠にとらわれずに考えてほしいと言われた。

「そうですね」わたしは答えた。「まずお勧めするのは、ギネスビールを買うことですね。栄養たっぷりですし、それに、高齢者にあげたらきっと喜びますよ」

そんなことはできないとわかっていたので、わたしたちは笑った。でもこの話から、必要な栄養は加齢とともに変化するという説明を始めることができた。一般的には60~80歳のあいだに、太りぎみや肥満から、やせて栄養不良になっていく（ただし腹部脂肪はそのまま残るようだ）。どの程度そうなるかは人によって違うので、もっともお勧めのスナックは年齢によって変わってくる。80歳以上で体重が減っている多くの人には、高カロリーのスナックが体に良いだろう。

高齢者は筋肉とタンパク質も減っていくが、高齢者にタンパク質を与えると、寿命を縮めるタンパク質ｍＴＯＲを活性化させることがある（ちなみに、ラパマイシンという薬はｍＴＯＲを阻害して寿命を延ばす）。だから、若い人なら体に良い高タンパク質のスナックでも、高齢者には良くないかもしれないし、砂糖や塩が多いスナックも避けたほうがいい。このように、高齢者にとって健康的な袋入りスナックは少々限られてくる。それでも、いろいろと議論を続けているところだ。

5 必要なだけ、害のないように補おう――微量栄養素とビタミン

わたしたちには微量栄養素が必要だ。微量栄養素は、神経伝導や血管機能のような細胞過程において、わずかだが重要な生化学的役割と生理的役割を担っている。加齢とともにビタミンやミネラルの効果的な吸収や使用ができなくなるので、微量栄養素の必要性が高まる。

また、多くの高齢者が薬を飲んでいるが、薬のなかには栄養の吸収を妨げるものもある。このような要因から、栄養豊富な食事が年を取るほど重要になってくる。若くて健康な人は必要

な栄養を食品から摂れるので、サプリメントはまず必要ないが、高齢者の場合、とくに病気の場合はそういうわけにはいかない。ただし過剰に飲んだり、ある薬と組み合わせたりすると害になるビタミンもある。ビタミンEなどを大量に飲んで運動すると、命に関わることさえある。

正しく飲めば害にならないビタミンもある。そのようなビタミンなら、本当に不足している人には役立つだろう。たとえば、高齢者の体重が減って体が衰えはじめたときに、食事に複合ビタミン剤とミネラル剤を補うのは、安全で有益な方法だと考えられる。また50歳以上の人の多くは、ビタミンB12、カルシウム、ビタミンDの摂取量を増やす必要があるだろう。

何を補うべきか、主治医に相談してほしい。

ビタミンB12――ビタミンB12は、神経細胞や赤血球を健康に保つのに必要である。

豊富に含まれる食品 肝臓や腎臓（とくに子羊のもの）、貝、イワシ、牛肉、マス、鮭、卵。

ただし、高齢者は食品から十分に吸収できないことがある。また、長期間メトホルミンを飲んでいる患者のなかにも、ビタミンB12不足になる人がいる。わたしはビタミンB12が足りないので、毎月ビタミンB12の注射を打っている。

カルシウム――年を取ると、骨はどんどんカルシウムを失っていく。カルシウムは骨の強さや骨折に耐える力にとって必須の材料なので、十分に摂ることがとても大切だ。

豊富に含まれる食品　ブロッコリーのような緑の葉物野菜、カラードグリーン（キャベツの一種）、ケール、ホウレンソウ、低脂肪乳製品、カルシウムを強化した乳成分不使用の「ミルク」。ただし高齢者はビタミンB12と同様に、食品からカルシウムを十分に摂れないこともある。

ビタミンD——ビタミンDはカルシウムの働きを助けるもので、ビタミンDが不足すると病気になりやすい。いちばんいい方法は、皮膚にもっと日光を浴びることだ。高齢者はこの方法で十分なビタミンDを摂れるとはかぎらないので、不足する人が多い。

ビタミンDのサプリメントは骨粗しょう症の女性の骨折を予防するという結果があるが、他の研究では、補充による大きな効果は見られなかった。ビタミンDのようなサプリメントには無害なものもあるが、ビタミンEなど、多すぎると害になりうるビタミンもある。だから、ビタミン補充は主治医の指示のもとで行うほうがいい。

豊富に含まれるもの　効果があるとわかっているのは、日光を皮膚に浴びることだけである。ビタミンDを強化した低脂肪牛乳も役立つかもしれない。

待ち望んでいる魔法の薬

減量に苦労している患者を診ていると、よくこう言われる。

「好きなだけ食べても太らない薬があったらいいのに」

少しまえまでこんな考えは夢物語だったが、今はそうではない。カロリー制限に似た効果のある薬や栄養補助食品の開発競争が進行中だ。ある薬は体重を減らせるだろうし、また他の薬は減量せずにカロリー制限に似た効果が得られるので、肥満でない人にも使えるだろう。

こうしたことから、研究者たちは血液中を循環する「代謝物質」という小さな分子の塊を研究している。これはアミノ酸、糖、脂肪でできている複合物で、それらが寿命にどう影響するかを調べているのである。興味を引かれる代謝物質は何千もあり、同僚のデリック・ハフマンは血漿内で測定できる400の代謝物質を観察した。わたしたちは加齢とともに値が減少する代謝物質を探しだし、マウスのカロリーを制限したときに、その値が正常な「若い」値に戻るかどうか調べたいと考えた。

わたしが資金を出し、デリックは4つのグループのラットで研究を始めた。そのうち2つのグループは、一方は若いラットで他方は高齢のラットだが、餌を好きなだけ食べさせる。グループ3とグループ4は、餌を制限した若いラットと、餌を制限した高齢のラットだ。

やがてワシントン大学の計算生物学者ダニエル・プロミスロフとの共同研究により、長寿のスーパーヒーローのような「サルコシン」という代謝物質が見つかった。ラットのサルコシン値は加齢とともに下がるが、餌を制限すると、若いラットでも高齢のラットでも値が上がった。これこそ、何百もの代謝物質を調べて探していた反応である。わたしたちはさっそくヒトのサルコシン値を測ることにした。

まず、当時ワシントン大学の老人病専門医で、最適栄養によるカロリー制限者（通称クロニー）を追跡していたルイジ・フォンターナと協力して、老若のクロニーの代謝物質と老若の対照群の代謝物質を比べた。すると、ラットの実験と同じ結果が出た。対照群では若い人のサルコシン値が高く、加齢とともに下がっていた。クロニーの場合、サルコシン値は年齢とともにわずかに下がっていくが、対照群のサルコシン値よりも高いままだった。

次に、サルコシンが老化を防ぐことを示す細胞のメカニズムを見つけなければならない。アルバート・アインシュタイン医科大学の研究所の共同責任者アンナ・マリア・クエルヴォが、サルコシンを動物に投与し、細胞の自食作用を行う能力がどうなるかを調べた。これは加齢とともに衰える能力だ。

すると、サルコシンは自食作用の過程のひとつを著しく向上させたのだ。そのようすは、動物におけるカロリー制限がこの過程を向上させるのと同じだった。アンナ・マリアはアメリカ芸術科学アカデミーと全米科学アカデミーのメンバーであり、わたしにとってこれ以上望めない科学者仲間のひとりである。わたしたちはともに次の実験へと進んだ。

次の課題は、サルコシン値は加齢とともに下がるが、カロリー制限によって高いまま保てるという発見を、どのように利用するかということだ。サルコシンは七面鳥、豚のもも肉、卵黄、野菜、豆などの自然食品に含まれるが、食事だけで十分摂るのは難しいかもしれない。でもサルコシンは栄養補助食品としてすぐに手に入るので、大きな効果が期待できるだろう。デリック(ハフマン)は、サルコシン経路をターゲットにしてサルコシン値を上げる薬についても研究している。

いつ食べるかが大切

近年、何を食べて何を食べないかだけでなく、いつ食べるか、また食事のあいだをどれだけ空けるかが、健康と寿命に影響することがわかってきた。

断食について多くの研究が進行中であり、わかってきたことがとても有望なので、わたし自身も断食を試しているところだ。断食の方法や期間については、さまざまな考え方がある。今のところ、16~24時間の断食を少なくとも週に1、2回すると、もっとも効果があると考えられているが、これはヒトにおけるデータに基づいたものではない。断続的な断食の効果を知るため、アルバート・アインシュタイン医科大学の分子薬理学者ラジャット・シングは、自食作用の低下などの老化の特徴を防ぐ生理作用を高めるのに必要な、最短の断食期間を見つけようとしている。

わたしは1日に16時間断食しているが、それは、16時間で体が「グリコーゲン」という蓄積された糖を使いきるからだ。すると糖の減少に応じてインスリン値が下がり、必要なグルコースを供給する肝臓の能力が高まる。インスリンが少なければ、ｍＴＯＲも減り、自食作用が高まる。またインスリン値が下がっているあいだ、体は貯蔵脂肪を利用し、脂肪が血流内に放出される。この脂肪が肝臓まで届くと、「ケトン」というエネルギー分子に変わり、これのおかげで体はストレスに耐えられるらしい。

高ケトン食がヒトにどう影響するかについての科学的データはあまりないが、動物では寿命を延ばすことがわかっている。わたしたちはまた、心血管の健康、血圧、ＬＤＬコレステロール、中性脂肪、インスリン感受性に対するケトンの効果についても研究している。断食のヒトへの有効性を研究するなかで、ケトンは大きな役割を果たすかもしれない。

だれにでも適用できるわけではないが、アルバート・アインシュタイン医科大学でのカロリー制限の実験でわかったことによれば、毎日断食するのが一般的にもっとも効果があると考えられる。当初わたしたちは、目にしているプラス効果、つまり動物の健康寿命が延びたり、寿命の中央値や最高寿命が非常に延びたりするのは、カロリー制限によるものだと思っていた。ところが、動物にエサを与えていたのが1日1回だったので、この効果はカロリー制限より断食によるものだと気づいたのだ！

また最近の研究では、限られたカロリーを一日中食べていたカロリー制限ラットと、その全カロリーを朝に食べたカロリー制限ラットは同じようにやせていたが、一日中食べていたラットのほうは長生きしなかった。また、1日1回食べたラットは他のラットより長いあいだ認知能力が高く、身体機能も衰えなかった。

これらの研究に基づけば、食事の頻度や断食する時間のほうが、カロリー制限より大切だと考えられる。またわたしを含めて多くの人にとっても、そのほうがカロリーを計算するより簡単だ。

AFARが支援する調査のおかげで、動物研究での断食効果の新発見が、さまざまな断食プログラムを生むことになった。これらは今、ヒトでも動物と同じように大きな効果があるか試験しているところである。生物老年学者のヴォルター・ロンゴは、5日間の断食模倣食を年に3～4回行うことを提案している。

ヴォルターは著書『*The Longevity Diet*（長寿食）』のなかで、わたしたちが食べるものは細胞レベルで影響を与えると説いている。すべての細胞には栄養素センサーがあり、これは食べたものによって何百という遺伝子のスイッチをオン・オフできる。栄養素のなかには他の栄養素よりこのセンサーを強く作動させるものがある。

そこでヴォルターはセンサーを作動させない食品による食事療法を編みだした。このようにして断食を模倣した食事は、マウスでは糖尿病の改善に成功した。もうひとりのライフスタイル指導者で、わたしの友人のピーター・アッティア医師はゼロ断食、つまり、ほぼノーカロリーで7日間の断食を年4回行っている。

別の断食に関する研究では、食事の時間と、それらが体の自然なリズムと合っているかを調べている。概日リズムは、昼から夜、明から暗というサイクルで、あらゆる人や動物に影響する。ソーク研究所の概日リズム研究の専門家サッチン・パンダは、食事を概日リズムに合わせることが健康への道だと気づいた。

彼は著書『*The Circadian Code*（概日リズムの法則）』のなかで、早朝から夕方早くのあいだに食事をするほうが、一日中食べたり、夜に間食をしたりするより健康だと説いている。このプランでは実質上14〜16時間断食することになるので、断続的な断食と多くの共通点がある。マウスでは、カロリー摂取を1日8〜10時間に制限すると、脂肪や糖の多い餌を食べていても健康状態が良くなった。ヒトの場合は短期試験で、断続的な断食が体重コントロールに効果的であり、減量以外にも多くのプラス効果がありそうだとわかった。

これらのプログラムはどれもメリットがあるが、寿命と健康寿命を延ばすには、少なくとも16時間の断食がもっとも有望なので、わたしはこれを行っている。体重もいくらか落ちたが、それは良い副作用であって、当初の目的ではない。わたしが自分の例を人々に話すとき、とても多くの人が、朝食を抜くことが体に悪いと思っていることに驚かされる。「朝食は一日のなかでいちばん大事な食事なんですよ！」と、その人たちは断言する。

でも、少し耳を傾けてほしい。そのことを裏づける科学的証拠は何もないのだ。むしろ、減量するには朝食を抜くほうが良いかもしれない。いくつかの確かな研究で、朝食を食べることは体重増加につながりうるという結果が出ている。

考えてみると、先史時代の祖先にとっては朝食など頭になかっただろう。彼らは一日中、猟をしたり、魚をとったり、穀物や種、木の実、小さな果物を集めていた。朝に「ウィーティー」や「スペシャルK」のようなシリアル食品があるわけではない。そして、肥満の人はいなかったといっても間違いないだろう。炭水化物の多い朝食が広がったのは近代になってからだ。

結論をいえば、朝食は幼児と子どもには有益かもしれないが、大人の場合は生物学的に不要である。そして、断続的な断食の一環として朝食を抜くことは、健康で長生きにつながる。

睡眠については?

睡眠は、食事や運動とともに健康の3つの秘訣とされることが多い。だから、十分な睡眠と長寿に関係が見られるだろうと期待したが、わたしたちの研究では見られなかった。被験者のセンテナリアンのなかには、夜に平均8時間寝て昼寝をする人もいる。かなりの睡眠時間なので、それが長生きの秘訣かもしれないと思ったが、やがて、昼寝するのは夜によく眠れないからだとわかった。

するとイスラエルからの客員教授ラヴィ・クラインが、わたしたちの睡眠データを分析し、別の興味深いことを発見した。被験者のセンテナリアンは、睡眠障害に関係する病気を防ぐ長寿遺伝子を持っているらしい。つまり、よく眠っても眠らなくても、そういう病気にはかからないのである。

センテナリアンの子や対照群のなかでは、かなり多くの人が定期的に睡眠障害を起こしている。そして対照群の多くには糖尿病、心臓血管疾患など、睡眠不足に関係する病気があるが、センテナリアンの子にはない。つまり、長寿遺伝子は睡眠障害そのものを防ぐわけではないが、最悪の影響を防ぐのである。でも長寿遺伝子を持っていないふつうの人は、できるだけよく眠って、睡眠障害や睡眠不足から発生する病気を防ぐべきだ。

２０１７年、ジェフリー・C・ホール、マイケル・ロスバッシュ、マイケル・W・ヤングは、ミバエによる研究で体内時計の働きを明らかにしたことで、ノーベル生理学・医学賞を授与された。ハエ、魚、カエル、植物、そして人は、昼か夜かわからなくても、体内時計によって24時間のリズムを保つことができる。体内時計は「時計遺伝子」によって動かされていて、この遺伝子がオンになるとタンパク質を作る。一定量のタンパク質がたまると、時計遺伝子はオフになる。だがタンパク質は時間とともに減り、ある量まで減ると、時計遺伝子が再びオンになる。このサイクルがほぼ全身のシステムに影響を及ぼす。

科学者たちは当初、時計遺伝子が脳だけにあるのではないことを発見して驚いた。ハエの体のさまざまな部位に見つかったのだ。今では、この時計遺伝子が体中にあることがわかっている。脳だけでなく、心臓、肺、肝臓などの臓器がこの遺伝子を持っていて、細胞のひとつひとつにさえある。細胞が決まった時間に修復や分裂をしやすいのはそのためだ。この発見は明るい展望を示すものである。たとえば投薬や治療をある時間に行えば、他の時間にするより効果があるかもしれないからだ。

また、最良の時計遺伝子を持つ動物は長生きできることもわかっている。ある研究によると、信頼できる時計遺伝子、つまり、真っ暗でも24時間サイクルを維持する時計遺伝子を持つマウスは、そのように規則的なサイクルを維持できない遺伝子を持つマウスより長生きしたという。

夜勤のために睡眠パターンが崩れる人は、日中働いて夜寝る人より、さまざまな症状や病気のリスクが高いことは、かねてからわかっている。夜勤で働く人は時とともに、潰瘍、心臓病、糖尿病、がんを発症する傾向がある。また、不眠症、うつ病、認知症にもなりやすい。そしてアンナ・マリア・クエルヴォの研究では、時計遺伝子は自食作用を生ごみ処理機のように強力にし、活性化した自食作用が時計遺伝子を活性化することが示された。

時計遺伝子とその作用がもっとよくわかれば、最大の効果が得られる治療や介入の時間を選べるようになるだろう。その一方で、薬剤開発企業は、睡眠障害や不規則な生活を予防する薬を求めて研究中だ。

DNAが言いたいこと

長い健康寿命と長寿の可能性を高めるもう1つの方法は、生活習慣の改善によって、また使えるようになれば遺伝メカニズムをターゲットにする新薬によって、遺伝メカニズムの相殺へと一歩進むことである。

心に留めておいてほしいのだが、遺伝情報はけっして診断ではないし、多くの場合、特定の病気や症状が後に表れることを強く示すものでさえない。それでも役に立つ情報が得られるため、多くの企業が遺伝子検査を提供している。

たとえば、23andMeという企業は祖先情報を提供し、オプションで健康や寿命に関するDNAも教えてくれる。だれもが自分の遺伝子について知りたいわけではないので、その点は尊重すべきだが、知りたい人にとっては、このような検査が可能性のある病気の発症を止めたり遅らせたりするのに役立つかもしれない。

もしある女性が、乳がんになるリスクが非常に高いBRCA1変異を持っていて、たとえば母親、姉妹、おばにがんがあったら、早いうちに乳房と卵巣を切除してリスクを減らそうと決心するかもしれない。また、アルツハイマー病の強い予測因子であるAPOE4を持つ人なら、認知低下を予防する薬の治験に参加できるだろう。

ただ、この2つの遺伝子型は多くの研究で病気と関係するとわかっているものの、予測値についてはまだ調べる必要がある。つまり、もし特定の遺伝子型を持っている場合、それに関係する病気になる確率はどのぐらいなのだろう？

その答えははっきりしていない。BRCA1にはかなり高い浸透度（乳がんに関係する遺伝的多様体を持つ人のうち、発症する人の割合）があるが、ほとんどの遺伝子型には明確な浸透度がない。だから少なくとも現在では、遺伝子検査より、コレステロールや血糖や血圧を測る臨床検査のほうが病気の予測に適している。

わたしたちが最初の被験者のセンテナリアン44人の遺伝子配列を調べたときのことを思いだしてほしい。彼らは病気に関係する２３０以上の遺伝子型を持ちながら、その病気になっていなかった。老化の特徴から彼らを守る別の変異も持っていたからだ。

また、認知機能の向上と低下の両方に関係するＣＥＴＰ遺伝子型を観察し、ＣＥＴＰの効果がだれでも共通ではないことも見てきた。つまり困ったことに、１つの遺伝子型によって決めることはできない。それどころか、人は一度に１つの多様体から作られているわけではないので、１つの遺伝子型だけに注目するのは無意味である。だからこそ遺伝情報を分析するのだ。

わたしたちは非常に多くの多様体からできていて、なかには互いに打ち消しあうものもあれば、増幅しあうものもある。とても複雑なので、遺伝子検査で予測できるとはかぎらない。ただし事前対策を講じるチャンスをくれることもある。もし遺伝子検査を受けるのなら、必ずその結果をさまざまな背景と関連づけて解釈するようにしてほしい。はっきりした説明やカウンセリングもなしに遺伝子検査を受ければ、不要なストレスのもとになりかねない。

わたし自身の遺伝子検査では、絶対音感を持つ「リスク」があるとわかった。ピアノを弾く息子と娘が試してみて、たしかにそのようだと言う。もし両親がわたしの幼いころにそのことを知っていたら、音楽家になるよう励ましたかもしれない。そして今日、わたしは医師として本を書いているのでなく、指揮者になっていたかもしれない。

その情報は楽しかったが、他にもわかったことがあり、それがビタミンD値がいつも低い原因なのかもしれない。検査によると、わたしには軽い乳糖不耐症のリスクがあるそうだ。チーズを食べてもなんともないし、大好きなので、今も食べているが、乳製品を食べることで消化器系での通過時間が早まり、十分なビタミンDを吸収する暇がないのかもしれない。いずれにしても、わたしはビタミンDのサプリメントを飲んでいる。効くかもしれないし、害もないからだ。

DNA検査についてよく耳にする心配は、保険で既往症が除外されたり不利に働いたりする場合、その結果のせいで補障が受けられないかもしれないということだ。覚えておいてほしいのだが、この情報はプライベートなものだ。また予測にもなりうるが、遺伝的多様体そのものが関連疾患を引き起こすと結論づけるには、多くの変数がありすぎる。浸透度の高いBRCA1遺伝子の場合でさえ、すべての人ががんになるわけではない。

コレステロール、血糖値、血圧、家族の病歴のほうが遺伝子型よりずっと予測しやすいので、主治医や保険会社がそのデータをすでに持っているなら、遺伝子型を知られても危険が増すことはまずないだろう。

予防が大切

以下の診断検査とワクチンを推奨する。

診断検査

生物学的年齢と実年齢は違うが、念のため50歳までに以下の検査をすべて受けよう。

血糖値（ＨｂＡ１ｃ）
血圧
大腸内視鏡検査
ＨＤＬ／ＬＤＬコレステロールと中性脂肪
マンモグラフィ（乳房Ｘ線検査）
子宮頸がん検査
前立腺がん検査

ワクチン

インフルエンザの予防接種*

肺炎球菌ワクチン

帯状疱疹ワクチン

破傷風・ジフテリア・百日咳の三種混合ワクチン

頭も心も冴えたままで

有酸素運動と食事は、心と脳の働きをスッキリと健康に保つ効果があり、さらに良い効果もありそうだ。運動が体に良いことはだれでも知っているが、脳にどれぐらい良いかはわかっていなかった。最近の研究によれば、認知機能の低下や認知症の予防という点では、頭を忙しく働かせるよりも、運動のほうがずっと重要だという。また栄養と認知力の関係についても、多くのことがわかってきている。

疫学者で臨床栄養士のクレア・マクエヴォイは、食事が加齢とともに認知力にどう影響するか調べている。とくに地中海食や、心臓に良い他の食習慣に注目している。心臓に良いものは脳にも良いことがしばしば証明されているからだ。

彼女は「健康と退職に関する研究」や「若年層における冠動脈疾患のリスク研究」の一環として地中海食を研究したとき、高齢者も若者もこの食事をする人は認知力がすぐれていると気づいた。別の研究では、若いときに地中海食を食べると、中年になっても認知機能を保てることがわかっている。

これらや同様の研究によれば、食べたものが一生のあいだ、脳の機能に累積的な予防効果を持つようだ。もしそうなら、人生を通して正しい食事をすることで、認知低下の発症を遅らせ、高齢期の認知症のリスクを減らせるだろう。地中海食のような良質の食事には抗炎症作用や抗酸化作用があり、これらの作用も高齢期の認知症やアルツハイマー病の予防に役立っている。

しかし、この探求はまだまだ終わっていない。脳の健康を一生保つために、最適な栄養と食品の組み合わせを勧められるようになるには、まだ多くのことを発見したり学んだりする必要がある。

研究者たちはまた、睡眠と脳の健康の関係も調べている。精神的健康と睡眠の関係は、運動

＊ 高齢者にインフルエンザの予防接種を勧めても、なかなか受けてくれない。受けてもインフルエンザに罹らないという保証はないと、多くの人が知っているからだ。ほとんどの予防接種は完璧に病気を防げるが、インフルエンザの予防接種による効果は約40%であり、高齢者の場合は20%しか効かないようだ。それでも、わたしは高齢者にインフルエンザの予防接種を受けるように勧めている。もし高齢者がインフルエンザに罹ったら、その多くが入院しなければならないだろうし、彼らにとってそれほど嫌なことはないからだ。

や栄養との関係と同じく、はっきりしていない。この分野は理解されはじめたところだ。カリフォルニア大学サンフランシスコ校医学部の精神神経科医クリスティン・ヤッフェたちは、睡眠障害が認知症にどう影響するかを研究している。

医学雑誌『スリープ』で発表された研究によれば、しょっちゅう眠りが妨げられる人は、よく眠れる人より、アルツハイマー病などの認知機能障害のリスクが1・68倍大きいという。ただし、睡眠障害が認知低下を引き起こしたのか、それとも睡眠障害が認知低下の症状なのかは明らかではないと慎重に指摘している。しかし2019年に雑誌『サイエンス』で発表された研究が、さらなる事実を示している。

ディヴィッド・M・ホフマン医師とブレンダン・P・ルーシー医師は、睡眠不足と、アルツハイマー病に関与する2つのタンパク質の増加との関係を研究していた。すると、そのうちの「タウ」というタンパク質が、重度の睡眠障害の成人に非常に多く見つかったのである。

また睡眠障害の成人についての別の研究報告は、彼らの脳内に多くのアミロイドβタンパク質（A-beta）があると指摘している。このタンパク質はアルツハイマー病の患者の脳にも過剰に見られるものだ。

ある研究では、8人の成人について、ふつうに眠った夜と、36時間眠らずに過ごしたときのようすを観察した。脳脊髄液を検査すると、睡眠不足の被験者はタウタンパク質（アルツハイマー病のバイオマーカー）が51・5％増えていた。これは、マウスでの実験結果と同じである。

睡眠不足のマウスには、よく眠ったマウスの2倍のタウがあった。十分に睡眠を取らないとタウもアミロイドβも増える。そこで研究者たちは、中年期の睡眠障害を改善し、よく眠れるような治療法を見つけることで、アルツハイマー病のリスクをどれぐらい下げられるか研究している。わたしたちが眠っているとき、脳は過剰なタンパク質などのゴミを処理しているらしい。だから十分な睡眠を取らないと、ゴミ処理システムの働く時間が足りなくなるのかもしれない。

睡眠と精神的健康の関係はまだ研究中だが、高齢者の場合、ぐっすり眠れば心理的に元気になることがはっきりわかっている。でも睡眠時間と心理的健康のあいだに同じような関係は見られない。だから年齢とともに眠る時間が短くなっても、日中に気分がよければ、短い睡眠時間で問題ないのだろう。ただし、よく眠れなくて、日中の行動に影響したり、イライラや不安を感じたりするなら、主治医に相談したほうがいい。

頭を使えば認知力を保てる

ジョンズ・ホプキンス大学老化健康センターのジョージ・W・レボクによる「自立した元気な高齢者のための高度な認知訓練（ＡＣＴＩＶＥ）」研究によると、論理的思考、記憶、思考の速さは認知訓練によって維持できるという。

２８３２人が参加したこの研究では、頭の体操をする人は、これらの能力を対照群より10年長く保つことができた。わたしたちの被験者のスーパーエイジャーたちは講義に出席したり、クロスワードパズルをしたり、最新の機器を使いこなしたり、世間といきいきと関わったりしている。彼らと同じ遺伝的優位性を得られる薬が治験中だが、今しばらくのあいだは、自分の脳を「元気に」保つほうがいいだろう。

わたしの同僚であり、アルバート・アインシュタイン医科大学の老年医学主任で助成金のパートナーのジョー・ヴァルギーズは、クロスワードパズルなどで頭を使うと、認知低下が遅れることを示した。記憶や脳の処理スピードの維持を助けるという新しいタイプの頭の体操やゲームが製造されているが、これまでのところ、製作者やメーカーの宣伝文句を裏付ける証拠はほとんどない。ただ、バーチャルリアリティーと脳画像を組み合わせて、どこでどのようなタイプの訓練をすれば、脳を活性化し記憶力を向上できるかがわかるという極めて高度な技術もある。

別の有望な研究では、カリフォルニア大学サンフランシスコ校の神経科学画像センターの所長で、医師でもあるアダム・ガザレイ博士とそのチームが、60～85歳の人に「ニューロレーサー」というゲームをさせて観察した。すると、マルチタスクをする能力、作業記憶、注意持続力が向上し、それが6カ月以上続いた。

この研究によれば、コンピューターゲームのなかには、紙と鉛筆を使う伝統的な脳訓練より効果的なものもあるようだ。でもこのような新製品を買うまえに、宣伝文句をよく調べて、裏付けとなる品質調査があるかどうか確かめよう。

アルバート・アインシュタイン医科大学では、さまざまな検査法で認知力を測っている。ジョー（ヴァルギーズ）は、「ウォーキング・ホワイル・トーキング」という、家でもできる検査法を考案した。

その検査では、高齢者にいつもの速さで6〜10メートルほど歩いてもらう。そして歩きながら話すように指示し、速度が落ちるかどうかを見る。そもそもゆっくり歩いているので、速度が落ちても、息が切れたり疲れたりしたわけではない。加齢によってマルチタスクの能力が落ちるのだ。次の検査では、歩きながら簡単な算数の問題を解いてもらい、その後検査はだんだんと難しくなっていく。こうすることで、どの作業によって歩く速度がもっとも落ちるか、また認知力のどの面に支援が必要かがわかる。

このような検査がうまくできないからといって、その人が認知症ということにはならないので、注意してほしい。ただ、補う必要のある能力や、他の方法でするべき能力があるというだけであり、たいていはマルチタスクの能力がその1つだ。

しかし、高齢者のいくつかの能力が低下すると、他の能力が現れることも覚えておいてほしい。イスラエルのツヴィ・ラニア博士は、高齢者の脳は生物学的に賢くなることを発見した。結末をすばやく見抜いて、解決への近道をすることができる。つまり、精神的処理が若者より早いのである。また高齢者の脳は感情を調節する能力が高まるので、過剰に反応せず、平和を求める人になることが多い。

目的の力を利用する

強い目的意識を持つ人は持たない人より健康で、質の高い生活を送っているという研究データが非常に多くある。ある研究では、アメリカの高齢者を対象に、人生の目的を持つことと死亡率のあいだに関係があるかどうかを調べた。

「健康と退職に関する研究」では、50~61歳の人とその配偶者の6985人のデータから、人生に強い目的意識を持つ人は、そうでない人より長生きすることがわかった。また、目的意識を持って生きることは、健康にもプラス効果がありうるという結論も出た。

人生の目的は人が変えることのできる死亡リスク因子なので、将来の研究では、人生の目的を見つけたり、目的意識を強めたりする方法や訓練法を探すことになるだろう。人生の目的が生物学的メカニズムを通して影響を与えるのか、それを調べるのもおもしろい。達成したことより多くの計画があるかぎり、もう少しがんばって生きようとするだろう。

ポジティブになろう

ポジティブな態度は、スーパーエイジャーが人より長生きできた理由だと思うもののなかで、4番目に多い理由である。わたしたちはこれを科学で証明できるか興味を持った。そこで、人生へのポジティブな態度が並はずれた長寿の要因になりうるかどうか、感情表現のような他の心理的要因とともに調べることにした。この研究のために、当時フェルカウフ大学院心理学部の学生だった加藤かおりは、センテナリアンのための大まかな性格検査を作りあげた。

その結果によると、センテナリアンの人たちは人生に対してポジティブであり、楽観的で、おおらかで、社交的で、よく笑うことがわかった。彼らは感情を抑えずに表現し、うつ病や不安が対照群より非常に少ない。また、外向性、愛想のよさ、誠実性のスコアも対照群より高かった。加藤の発見により、ある人格特性を持っていれば、高齢期の良好な認知力や精神的健康につながることが示された。

ただしこの発見では、センテナリアンが生涯を通じてポジティブだったのか、晩年にそうなったのかはわからない。だから、100歳のときに見られるこのすばらしい性格が、その年齢に達することと関係があるのかがわからなかった。

その答えが明らかになったのは、ある日、研究で新しいセンテナリアンに出会ってからだった。マックスは104歳、外向的で、楽観的で、とても愛想がよく、家族についても思いやりに満ちたことしか話さなかった。わたしは彼と楽しく話し、ともにすばらしい時を過ごした。面接後しばらくして、やはり被験者である彼の息子に出会った。わたしは彼に、お父さんほどいい人に会ったことがないと話した。すると彼は笑って、こう言った。

「父がわたしの年だったとき、どんなにひどい男だったか見てほしかったですね。最低でしたよ」

魅力的なセンテナリアンのうちの何人が、若いときに不愉快な人だったのだろうと思ったのは、そのときだった。80歳のとき「最低」だったマックスが、20年後にすばらしく変わったのは、何が起こったからなのだろう？　80歳を超えた加齢脳についてはあまりよくわかっていないが、高齢者はネガティブなものよりポジティブなものに注目し、記憶するのもポジティブなもののほうが多いという研究結果がある。

若い人と高齢者の記憶力を比べたペンシルベニア大学の研究では、被験者に、夕焼けの海辺のような快い画像から、ゴキブリが這っているピザのような不快な画像まで、さまざまなスライドを見せた。若い人たちは、良いもの、悪いもの、醜いものなど、すべてのスライドを覚えていた。ところが高齢者は、おもに快いスライドしか覚えていなかった。つまり、老いを楽しむために、なんらかの生物学的な作用が働いているということだ。

考え方と健康についての研究が今進んでいるところだ。2019年に医学会誌『ザ・ジャーナル・オブ・アメリカン・メディカル・アソシエーション（JAMA）』で発表された研究では、楽天的だと心血管イベント（心筋梗塞や心不全などの急激な発症）のリスクが下がり、悲観的だとリスクが上がることがわかった。これは、22万9391人の被験者による15の研究をメタ分析して発見されたものだ。この情報はとても有望である。考え方は変えられる可能性があるので、新しい治療介入として注目されるかもしれない。

その他の有望な方法

他にも有益だとされ、何年も安心して用いられてきた方法がたくさんある。ヨガ、瞑想、誘導イメージ療法、リフレクソロジーは心身に良い効果がある。ある種の音楽を聞いたり、歌ったり、詠唱したりするときの癒しの力を信じている人もいる。また他の人は、芸術作品を作ったり、ダンスで自分を表現することで、意欲がわいたり癒されたりするという。生物学的にどう作用しているのかわからないからといって、有益ではないことにはならない。だから、害になる危険がないなら、健康と幸福感を高める方法をいろいろ試すのは良いことだ。

わたしがしていること

インタビューを受けるたびに、わたし自身が若さを保つために何をしているかと質問される。喜んでお伝えするが、1つだけ注意点がある。わたしには良くても、他の人には合わないかもしれないので気をつけてほしい。

運動

わたしは、おいしい好物をもっと食べたいというのがおもな理由で、定期的な運動を始めた。でもその後、運動には食べる量を減らすほどの減量効果がないことがわかった。もし30分運動したら、約300キロカロリー燃焼できる。だが毎日の食事量を20％減らせば、約600キロカロリー減るのだ。とはいえ、運動はどんな年齢や状態でも若さを保つのに役立つので、わたしは毎日行うようにしている。

有酸素運動――ほぼ毎日、ランニングマシンで約5キロ走るか、自転車で16キロ走る。新しいテクノロジー機器も利用していて、FitbitやiPhoneで歩数を記録している。記録をつけるとやる気になるので、1日1万歩が最低必要歩数かどうかわからないとしても、それ以上は歩きたいと思っている。

筋力トレーニング――週に1回。

バランスと柔軟性――週に1回、トレーナーの指導を受けながら行っている。

栄養

わたしは炭水化物やデザートを食べすぎないようにしているが、たいていは、なんでも食べたいものを夕食で食べ、翌日の食事をできるだけ先に延ばしている。つまり、昼食を遅くするか、夜まで食べないでいる。ただし水や、お茶、コーヒーなどノーカロリーの飲み物で水分は必ず摂る。間食したくなったらアーモンドやオリーブを食べるが、これらには炭水化物がほとんどないし、吸収もされにくい。夕食しかとらない断食も数日連続して行うことが多く、とても簡単で気分がいいことに驚いている。

また、「フリースタイル・リブレ14日間コース」で血糖値を記録している。これは、腕の裏側に刺すための針がついた小さなパッチと、iPhoneの半分ぐらいの大きさのモニターでできている。針は見えず、感じないし、どんなときも邪魔にならない。自分の血糖値を知りたいときは、モニターの電源を入れて腕にかざすだけだ。わたしは断食後と運動後の血糖値がどうなるか、また、食べたもので血糖値がどう変わるかとても興味があった。すると、なかには驚くような数値もあった。

たとえば、17時間の断食のあと、ライ麦パンとツナサラダのサンドイッチを食べると、血糖値は170㎎まで跳ねあがった。これはかなり高い値である。もしこのときに血液検査を受けていたら、糖尿病と診断されただろう。このことがあったので、大好物のチキンパプリカ（パプリカを使った鶏肉の煮込み料理）を食べたら、血糖値はどうなるのだろうと心配になった。

ところがうれしいことに、16時間の断食のあとにこの料理を食べても、血糖値はほとんど変わらなかったのだ！　つまりこれは、栄養は人によって違うという例であり、ある食品を食べたあとや食べないときにどう感じるか記録しなければならない理由でもある。

サプリメント

NMN――わたしは、NAD+というエネルギー伝達体の前駆物質であるNMNを飲んでいる（NMNはニコチンアミド・モノヌクレオチドの略で、長寿に関係する遺伝子を活性化すると考えられている）。わたしたちは補酵素NAD+（ニコチンアミド・アデニン・ジヌクレオチド）なしには生きることができず、研究によれば、NAD+は年齢とともに減るようだ。

デビッド・シンクレアたちは、NMNや他のNAD+前駆物質を与えたマウスに見られる健康効果を調べた。これらのマウスは、サプリメントを摂っていないマウスより長く走ることができ、長いあいだ健康で、死ぬのも遅かった。わたしは医師として、二重盲検研究で証明されていないものは何も飲みたくなかったが、62歳になったとき、たとえすべての答えがまだ出ていなくても、安全だと信じられるものを食事に取り入れようと決心した。

NMNを飲んで気づいたのは、Fitbitによると、レム睡眠（急速眼球運動がある睡眠）の質が良くなったことだ。

アスピリン――わたしは30年間アスピリンを飲みつづけているが、最近の研究では、心臓発作、脳卒中、結腸がんにさえ、アスピリンの予防効果は立証されていない。それどころか、大規模な試験で、アスピリンは70歳以上の人には有害になりうることがわかった。でも、わたしはしょっちゅう飛行機に乗るし、深部静脈血栓症になりたくないので、アスピリンを飲んでいる。

睡眠

毎晩7時間睡眠を取るようにし、Ｆｉｔｂｉｔで睡眠パターンをチェックしている。これが役立つのは、ときどきよく眠れなかったと感じても、Ｆｉｔｂｉｔを見れば睡眠を取れているとわかるからだ。夢を見ているときに目が覚めると、よく休めなかったと感じることがある。

頭も心も冴えたままで

毎日、わたしの生活は興味深い疑問や探求に満ちているので、いつも頭を働かせている。

自分に合うものの見つけ方

インターネットには若さを保つ方法についての最新ニュースがあふれているが、それらの多くは不十分で誤解を招くものだ。雑音を除いて、本物の科学的情報かどうか判断するのは難しいだろうが、よく調べて主治医と相談すれば、どのニュースが自分に有益かわかるだろう。わたしが述べた情報は、厳密に試験された治療法や実践例だけである。また今後に期待ができ、害のなさそうな可能性にもいくつか触れた。それでも、つねにひとりひとりに合わせて選ぶべきだ。

主張を裏付ける科学研究や、ヒトによる臨床研究があるかどうか確かめよう。また、その研究の出資者を調べよう。本物の科学に尽力しているAFARやNIHのような組織が支援しているなら、有益な研究である。だが多くの研究は特定の結果のほうに偏っている。そのため、JAMAのような信頼できる医学誌が要求する基準を満たせず、発表に至らない。

副作用についても調べなければならない。もっとも安全なサプリメントやハーブでも、ある薬や治療と組み合わせると危険になることがある。もし治療や薬で具合が悪くなったら、必ず主治医に相談しよう。

第9章

明るい未来

宇宙時代の最新技術や、老化の特徴を防ぐデザイナードラッグ（既存の薬の化学構造を一部改変して作られた、薬理効果は変わらず副作用の少ない薬）、そして人生を変えるような長寿研究がすでに進んでいる。これらの技術革新によって、人々はこれまでより10～20年長く健康で暮らし、そのもっとも多い副次効果として100歳以上生きられるようになる。

予定はまだ定かではないが、おそらく今小学生の子どもたちは、やしゃごに会うまで長生きできるだろう。新技術は病気の治療法を変えるだけではなく、病気を早期発見する方法を、さらには病気に先立つ老化の特徴を早期発見する革新的な方法をもたらしてくれるだろう。人工知能などの新技術を使えば、昔ながらの骨の折れるやり方で1つや2つのデータを研究するかわりに、何千ものデータを一度に調べられる。この飛躍的進歩のおかげで、老化の正確なバイ

Bright Horizons

オマーカーをさらに見つけられるようになる。このことが、診断検査を受けるべき時期から投薬量にいたるまで、あらゆることに好影響を与えるだろう。

オミックスの比類なき力

研究がこれほど大きく前進していけるのは、人工知能によって膨大な量のデータを処理できるからだ。わたしたちはこれをデータ「オミックス（細胞内の分子情報を網羅的に研究すること）」と呼んでいる。

オミックスは、老化の謎を解くわたしたちの能力を一変させている。これがなければ、謎を解くのに数十年とはいわないまでも数年はかかっただろう。理論や仮説を立てて答えを導くのではなく、技術によって生み出されたデータを観察し、そこにある答えを公平な目で見出すのだ。

エクソーム解析、すなわちエクソン（DNAの塩基配列中、タンパク質合成の情報をもつ部分）で構成されているゲノム部分の解析は、そのようなオミックスのひとつである。その研究ではセンテナリアンの遺伝子の重要な配列がすべて用いられていて、何億ものDNA文字×被験者3000人からなっている。これには何十億ものデータ点があるので、わたしたちは技術によって、センテナリアンやその子のエクソームと対照群のエクソームとの違いを見出そうとしている。

これでかなり絞り込めるが、並はずれた長寿者と対照群のＤＮＡ配列には、まだ何十万もの違いがある。結果的には、特定された多くのデータ点は偽陽性となるだろう。何千という被験者がいる場合、各群の違いのなかには偶然起こるものもあるからだ。

つまり、はじめは重要に思えた結果でも、補正してみると統計的に重要ではないことがある。しかし同時に、じつは重要な違いを、すなわち偽陽性ではなく本当は陽性のものを除外してしまうことも避けられない。

補正後も、センテナリアンと対照群のあいだには約3万の大きな違いがあったので、それぞれの違いを経路に当てはめてみた。各ＳＮＰ（一塩基変異多型）や多様体の働きよりも、経路の働きのほうが大事だからだ。何万もの違いをすべて経路に当てはめて、今それぞれの経路からわかることを観察しているところだ。もっとも重要な経路は、インスリン、ＩＧＦ、ｍＴＯＲの伝達経路である。つまり、動物実験でわかったことと、これらの経路が一致するのだ。また、リジェネロン・ファーマシューティカルズ社の副社長アラン・シュルディナーが無料で解析をしてくれたおかげで、わたしたちは何百万ドルも節約することができた。

オミックスの基である技術は、タンパク質に隠された長寿の謎を解くのにも一役かっている。わたしたち科学者は動物実験から、若い動物の血液が、老いた動物の体内で若さを蘇らせることを知っていた。でも知りたかったのは、どのタンパク質がこの「魔法」の原因かということだった。

これはほんの数年前まで、解くのにとても長い時間がかかる謎のひとつだった。一度に数個のタンパク質しか調べられなかったからだ。ところがソマロジック社が、わたしたちが1つか2つ測定するのと同じ時間と正確さで、5000ものタンパク質を測定する方法を開発した。わたしたちは、すでに人生の終わりに近づいているセンテナリアンのタンパク質の測定より、センテナリアンの子と対照群の違いをまず見つけたかった。

するど、ソマロジック社の創業者のひとりで、スタンフォード大学の神経学教授トニー・ウィズコレイの厚意により、長寿遺伝子研究の65~95歳の被験者1000人から採取した、5000のタンパク質を調べることができた。そして老化のバイオマーカーとなるタンパク質があるかどうか確かめた。これには膨大なデータ処理が必要だと想像がつくことだろう。だがトニーのおかげで、何百万ドルもかかる費用が無料になった。

この技術によって、加齢とともに大きく増減する585のタンパク質が特定された。つまり、生物学的年齢に関係するタンパク質がたしかにあるのだ。しかも、もっとすばらしいことがわかった。その結果が統計的にかなり有意なので、この分析を何度繰りかえしても同じ結果が得られるということだ。

統計的に有意とされるには、仮説の確率値（同じかもっと大きな結果が偶然に出る確率）が0・005未満でなければならないが、わたしたちの結果は10のマイナス40~80乗だった。さらにうれしいことに、このタンパク質のいくつかはとても大きくて、加齢とともに数値が数倍にも上がる。だから、まずこれらについても研究しているところだ。

また、以前に老化の点でもっとも重要だと特定した5つのタンパク質が、ソマロジック社が特定した上位50のタンパク質に比べると、ほとんど重要ではないこともわかった。そして、同じ実年齢のセンテナリアンの子500人と対照群500人の結果を比べたとき、じつに驚くべきことを発見した。

センテナリアンの子は、585のタンパク質のうち235の数値だけが非常に違っていて、このために対照群より生物学的に若いのである。もし数年後に再検査すれば、重要なタンパク質の数が対照群と同じになるかもしれないが、今のところは生物学的に若いといえよう。それだけでなく、センテナリアンの子は彼ら特有の25のタンパク質を持っていることがわかり、このタンパク質が老化の特徴を防いでいるのかもしれないと、わたしたちは考えている。

これまでのところ、少なくとも3つに予防効果があるとわかっている。その1つのクロトーは、センテナリアンによく見られるが対照群にはないものだ。ユニティという企業が最近、このタンパク質の商品化に2億5000万ドル投資している。

老化に関係するタンパク質の多くは、組織の崩壊によってできるものだ。そして老化につながりがあるとわかったタンパク質が、GH／IGF－1などの長寿経路のなかに見られる。これらの壊れたタンパク質は、老化治療のすぐれたバイオマーカーとなるかもしれない。もしうまくいけば、組織の破損を止めて、これらのタンパク質の数値を下げられるからだ。望ましい結果が出るかどうかわからない長期で高コストの研究に着手するまえに、治療で数値が下がるのを目にしたいと願っている。

わたしたちはまた、イエール大学の病理学者モーガン・レヴィーンとの共同研究で、ある一連のタンパク質によって生物学的年齢を予測する、時計のような方法を編みだしているところだ。これは、メチル化を測定して生物学的年齢を予測するのと同じか、もっと良い方法になるだろう。老化のバイオマーカーを標準化できたら、治療の承認を得るのも、5年かけて確かな証拠を示すかわりに、マーカーの変化を示すだけでよくなるだろう。

たとえば、どんな方法であれコレステロール値や血圧を下げれば、心臓血管疾患を予防できる。だから、老化とはバイオマーカーの変化を指すようになるだろう。もちろん、この生物学的年齢を表すタンパク質の特徴は、フレイル指数や実年齢よりもかなり正確に死亡率を予測できるということだ。

オーダーメイド医療

遺伝子検査が精密で安価になれば、以前は想像もできなかったような形で、個人に合った治療をすることができる。これは、胸が躍るような新分野のひとつだ。というのも、同じ薬や治療でも男女や老若で効果が違い、あらゆる状況ですべての人に効くものなどないからである。

ただし、ある老化の特徴に、他の特徴よりもよく効く薬というのはあるかもしれない。

また、糖尿病治療の個別化の開始も進んでいる。いくつかのセンターで行われているＮＩＨ出資の研究では、さまざまな人に対する最適な治療法が研究されている。だからまもなく、あらゆる老化の特徴を治療するオーダーメイド医療ができるようになるだろう。

すでに行われているオーダーメイド医療の最たる例は、さまざまなタイプのがん治療だ。今では、どのタイプのがんにも別々の推奨治療がある。研究が進めば、これらの治療をさらにカスタマイズできるので、生存率がもっと上がるだろう。新しい免疫療法のひとつがメラノーマ(黒色腫《こくしょくしゅ》)そのものである。わたしの父は、これが正式な治療法となるずっとまえから、知らないうちに恩恵を受けていたようだ。

父は40代のときにしつこい咳が出るようになり、胸のレントゲン写真で右肺に大きな影が見られたため、放射線科医が腫瘍かもしれないと疑った。１９６８年のことで、イスラエルの外科医にはこの手術をする力がなく、父と母はニューヨークにあるメモリアル・スローンケタリングがんセンターへ向かった。わたしはそのとき13歳だった。帰宅した父は元気そうに見えた。でもしばらくたったある日、父はわたしをそばに呼んで言った。

「わたしはあとどれだけ生きられるかわからない。母さんと妹たちを頼んだよ」

父は診断や手術については詳しく話してくれなかったので、なぜ死期が近いと思うのかわからなかったが、何年も折に触れてこの話をした。そのうち、父親が息子に伝えたい言葉にすぎないと思うようになった。

わたしがメモリアル・スローンケタリングがんセンターの特別研究員になったとき、ようやく謎が解けた。じつは、父のがんはメラノーマの転移がんで、右肺の大半と胸腔にまで広がっていた。右肺は摘出され、胸腔のがんも見えるかぎり取り除かれた。かなり悪い状態だったので、医師はあと数カ月ももたないと考えて、手術後の治療を勧めなかった。ところが、だれもが驚いたことに、父は84歳まで生き、しかも亡くなったときの死因はがんではなかった。メラノーマの患者の1000人に1人は、偶然にもそれに対する免疫力を持っていたり、持つようになったりする。父の場合も、手術で残ったがんを消し去る力を持っていたに違いない。

数年後には先進技術に加えて、また先進技術のおかげで、医師は患者や老化全般についてはるかに多くの情報を得られるようになるだろう。これにより、診断の正確さが飛躍的に上がり、医療ミスや有害な薬物相互作用も大幅に減るはずだ。この利点に、早期発見、遺伝子検査、後成的診断、老化時計、個人の健康モニター装置、栄養や運動への深い理解が加われば、さらに数十年は元気で長生きできるだろう。

早期発見の進歩

わたしたちは被験者のセンテナリアンが持っている、アルツハイマー病に対する回復力のメカニズムを突きとめるための助成金を得て、彼らの「ABCA1」という遺伝子に変異があることを発見した。これは「タンジアー病」というコレステロールの病気に関与する遺伝子だ。ABCA1はすでにアルツハイマー病治療のための薬剤開発のターゲットになっているが、他の候補もいくつかある。

同時に、回復力の共同研究のメンバーで、アインシュタイン・ネイサン・ショックセンター老化基礎生物学拠点であるメイン州バーハーバーのジャクソン研究所所長キャサリン・カチョロフスキは、アルツハイマー病の家族歴と、この病気に関係する脳の変化を持つ人のなかに、なぜ認知能力を失わない人がいるのか、その原因を研究している。認知低下の遺伝的素因を持つマウスたちを、アルツハイマー病などの神経変性疾患から守っている回復力のバイオマーカーを特定しようとしているところだ。

カチョロフスキが力を注いでいるのは、マウスや人がアルツハイマー病になる要因の研究よりも、回復力につながる制御経路の遺伝的および分子的メカニズムの発見だ。わたしたちは彼女の研究に協力するため、アルツハイマー病から守られているマウスをいっしょに作っている。まさかと思うかもしれないが、ヒューマニン薬はマウスの加齢による認知低下を防ぎ、ヒトの認知機能にも効くもっともな理由もある。センテナリアンのフリーダが記録上最高のヒューマニン値を持ち、100歳を過ぎても頭が冴えていたことを覚えておられるだろう。

先駆的な探求

最期まで健康で元気に生きられる方法を探す競争は、世界中の科学者たちを未知の領域へと駆りたて、何千という研究が行われているが、それらは成功するかもしれないし、報われないかもしれない。それらの新発見のいくつかが、二重盲検試験で有効と証明されるよう望んでいる。だが今のところは、わたしがアドバイスはしたものの、経済的利害関係のないベンチャー開発を数例だけ紹介することにしよう。彼らが老化の様相を一変させるという確信はまだないが、追いかけている「突拍子のない」もののなかには、突拍子もないほどうまくいくものがあるだろうと言っておきたい。

たとえば、比較的新しい研究領域では、ある食品が遺伝子や細胞の代謝にどう影響するかを調べている。また、フレンチライラックから採れるメトホルミンのように、植物から得られる生物抽出物もたくさんあるので、新技術によってより速く容易に試せるだろう。

自然には老化や関連疾患の治療に利用できる多くの効能があるのではないかと、わたしは考えている。その多くはまったく予想外のものに違いない。レジェネラ・ファーマという企業が、動物やヒトのさまざまな加齢性の問題に効果があると思われる植物性薬品を試験している。

レジェネラ社の創立者であり主任技師のザディック・ハザンは、神経性疾患で失われた機能の回復を助けるという使命を抱いて企業を起ち上げた。わたしたちはこの薬の試験を当センターで行うことを申し出、老化に本当に効くかどうかを調べた。すると、長寿に対する大きな効果は実証できなかったが、炎症を抑えるなど、他の有益な効果がいくつか見られた。マウスによってヒトでの効果を予測できるとは限らないが、現在レジェネラ社には優れた薬剤候補がある。

その候補であるＲＰｈ２０１は、マスティック・ゴムの木の樹液を精製したもので、すでに食品や薬に使われている。この薬については再生活性や機能回復効果の試験が行われていて、前臨床モデルで有望な結果が出ている。脳卒中、血管性認知症、その他の神経性疾患を予防する性質がありそうだ。

ＲＰｈ２０１の効果と安全性を評価するため、非《ひ》動脈《どうみゃく》炎性《えんせい》前部《ぜんぶ》虚血性《きょけつせい》視神経症（ＮＡＩＯＮ）と診断された約２３０人を対象に二重盲検試験が行われている。これは視神経の麻痺により、視力が損なわれて失明に至る病だ。やがて被験者の視覚機能における効果が評価されるだろう。結果がわかるまでにしばらく時間はかかるが、その可能性はすばらしいものだ。

また、現在老化によって生じている体や認知の低下を、遅くしたり逆行させたりするさまざまな革新的治療にも胸躍る思いがする。たとえば、わたしの最近の良き相談相手で友人のサミ・サゴールは老化科学に大きな関心を持っていて、大学の研究所や老化ビジネスに投資し、高圧センターにも投資している。高圧センターの経営者は、イスラエル中部のイツハク・シャミル医療センターに勤める聡明でエネルギッシュな医師シャイ・エフラティである。サミはこの投資について、わたしの意見を求めた。わたしが老化に詳しいうえに、高圧療法についてもイスラエルの海軍医として訓練を積んでいるからだ。そのとき彼はまだ、わたしの母が深部感染症で高圧療法による治療を受けたことや、わたしの糖尿病の患者で感染症のある人たちもこの治療で良くなっていることを知らなかった。傷のある糖尿病患者が高圧室で治療を受けると、細菌が酸素にさらされて死滅するのである。

サミはこの治療法が加齢性疾患、とくに認知低下にも効くのではないかと考えている。シャイの高圧センターの治療では、潜水艦のような外観で、飛行機のビジネスクラス風の内装を施された高圧室のなかに患者がすわる。そして、加圧された「キャビン」で高酸素治療を受ける。認知に問題が出はじめた人たちが、数か月のあいだ毎週か隔週に治療を受けたところ、気分がよくなり、認知機能が向上したという。

シャイによれば、約100％の酸素を加圧して与えれば、高齢者ではふつうは届かない細胞にまで届くという。年を取ると、血液が十分に供給されない箇所ができてくるが、とくに脳はそうである。十分な血液が供給されないため、酸素も十分に供給されない。もし酸素がその箇所へうまく運ばれたら、組織を修復できるし、幹細胞を刺激して若返りのプロセスを開始させられるかもしれない。

高圧療法には強いプラセボ（偽薬）効果があるのではないかと考えずにはいられないが、この治療の可能性はさらに研究する価値がある。プラセボ効果を取り除き、酸素量の高低による効果を調べる対照研究の結果を早く見たいものだ。

細胞の年齢を若返らせる

1962年、ジョン・B・ガードンは年齢を逆行させられることをペトリ皿のなかで示し、2006年に山中伸弥教授は4つの遺伝子によって大人の細胞を再プログラムして、どんな細胞にでもなれる未熟細胞に戻せることを発表した。彼は新しい血液細胞組織や臓器を育てるための基礎を築き、それらはすでに人々に移植されている。2012年、ガードンと山中の両氏はその業績により、ノーベル生理学・医学賞を共同受賞した。

「ヤマナカファクター（マウスのiPS細胞の作製に成功したときに用いた4つの遺伝子）」は老化に対して深い意味を持つが、簡単に取り入れられるものではない。これらは直接細胞に運ばれる必要がある。その方法は、悪影響を取り除いたウイルスにこのファクターの情報を載せて、ウイルスに細胞を攻撃させるというものだ。

ヤマナカファクターの難点は、その1つに高い発がん性があることだ。だがわたしの同僚でイドゥナ社の創立者デビッド・シンクレアは、発がん性のない3つのファクターだけを使って古い細胞を若返らせることができることを発見した。

この3つのファクターをウイルスによってマウスの押しつぶされた視神経に送り込むと、視神経が機能しなかったマウスの視力が部分的に回復した。ウイルスが神経細胞に感染して3つのファクターを転写するため、ファクターが細胞を幹細胞のように働く細胞に変えるのである。同じ手順でマウスの緑内障も回復した。

この研究は、脊椎など体中の押しつぶされた神経の修復に大きく影響を与えた。将来、全細胞を若返らせるウイルスさえできるかもしれない。そうすれば、非常に長いあいだ健康で若々しくいられるだろう。

一方で科学者たちは、加齢とともに大きなダメージを与える、ある種のウイルスの悪影響をなくす薬を探している。よく驚かれるのだが、じつはわたしたちのDNAの多くは、大昔にDNAに侵入してきたウイルスのDNAからできている。このウイルスDNAは「レトロ・トランスポゾン」と呼ばれ、DNAに組み込まれて恐ろしいほどの変異を引き起こしたが、それが種の多様性をもたらすのに役立った。

さまざまな種類の犬はオオカミの亜種だが、これはオオカミにウイルスが組み込まれて生まれたと信じられている。幸いなことに、これらの組み込みウイルスは不活性のままであり、再生しない。

ところが、わたしの友人でブラウン大学の分子細胞生物学者ジョン・セディヴィーと、神経外科医サンジェイ・グプタは最近の研究で、「LINE-1」というウイルスのトランスポゾン（転位によって染色体内を動きまわるDNA配列）が加齢によって目を覚まし、生きたインフルエンザウイルスのように作用することを示した。

体の免疫システムがそれを侵入物として感知すると、炎症を悪化させてしまう。これは、HIV患者に投与されるような抗ウイルス剤によって鎮めることができる。また、LINE－1は「サーチュイン6（Sirt6）」というストレス応答タンパク質でも鎮められることがわかっている。Sirt6はDNAの修復、テロメアの維持、炎症の緩和にも役立つ。この話のすばらしいところは、Sirt6によってLINE－1を一生鎮められる特定薬剤の開発が進んでいることだ。

遺伝子操作

今後、遺伝子操作は多様な進歩を見せ、それに伴って、さまざまな倫理的問題が持ち上がるだろう。すでに動物で可能な操作のひとつは、APOE4遺伝子を、アルツハイマー病を防ぐ変異と取り換えることだ。おそらく、いつかはヒトでもできるだろうが、はたして行うべきだろうか？

もし女性が妊娠し、遺伝子検査で自分の娘がBRCA1遺伝子を持って生まれるとわかったら、その遺伝子を取り除いたり、組み換えたりするのは正しい選択だと思えるかもしれない。健康を確保するために遺伝子を操作できたら、個人や社会、そして経済にも有益だろう。

しかし運動や、芸術、音楽の才能のある子どもにするために、何かを遺伝子に加えるのはどうだろうか？　もし、子どものIQが高くなる遺伝子があったら？

このように将来直面する問題がいくつかあり、各国政府は遺伝子操作を規制するため、新しい法律を作って、互いに協議する必要があるだろう。そうしなければ、まるで軍備競争のように、それぞれの国が他国の操作技術に勝とうとする状況になりかねない。しかもこの場合は、人々を操作するのだ。わたしの友人ジェイミー・メツェルは、著書『*Hacking Darwin*（進化論の改変）』のなかで、長寿の可能性を探りながらそのように述べている。

今のところ、わたしたちにとって最善で安全な研究指針は、みんなが死ぬまで若々しくいられるように、望ましくない遺伝子の活動を和らげたり止めたりする薬や、有益な多様体や変異の作用を模倣するような薬の開発を探求することだ。われわれが抱いている若々しくいるためのDNA設計図は、年を取っても傷ついたり損なわれたりしないもので、老化を遅らせることは最初のステップにすぎない。やがて、老化のある特徴を止めたり、他の特徴を若返らせたりできるようになるだろう。

それがありえない夢のように思えるなら、あなたの考えを変えるかもしれない話をしよう。年齢を若返らせる能力は、すでにヒトの体のなかに仕組まれている。70歳の男性の精子と50歳の女性の卵子を採取した場合、精子と卵子の年齢を判定することができる。これらの実年齢はドナーとほぼ同じだろう。

ところが、50歳の卵子と70歳の精子を受精させると、分裂して胎児として生きはじめる新しい細胞は、0歳からスタートすることがわかっている。これは長寿科学にとって、じつに驚くべき有望な発見だ。この謎を解くための競争がまさに進行中である。

もっと明るく健やかな未来が待っているのだ！

謝辞

本書とわたしの研究は、科学者たちや、研究を可能にしてくれたすばらしいボランティアの人たち、すなわちセンテナリアン、彼らの子、対照群の人たちの協力がなければなしえなかっただろう。ボランティアの人たちは質問に答え、採血に応じ、脳のＭＲＩや冠動脈のＣＴスキャンなどのさまざまな検査を受けてくれた。その多くは数年にわたる研究に参加し、晴雨にかかわらずやってきて、わたしたちみんなの励みとなった。まさに麗しい協力関係だ。ボランティアの人たち全員の健康寿命が延びることを心より願っている。そして被験者たちにいつも優しく接し、案内や説明をしてくれた研究チームのメンバーたちに、感謝の言葉を贈りたい！

１９８０年代の初めに南アフリカで栄養村を設立したとき、わたしは料理用の３本脚の鍋をたくさん買った。この鍋のいちばん大事な特徴は、脚が３本あることだ。それが最大の安定性をもたらしてくれる。３本の脚は、わたしの人生の旅をも支えてくれた。家族、同僚、友人である。

また、家族にも３本の脚がある。１本目は、わたしがアメリカへ来た理由であり、人生の真のパートナーである妻ローラと、すばらしい才能と公共心に富む子どもたちのマーヤとベンだ。

マーヤとベンは助力を惜しまず、原稿を読んでは意見してくれた。ふたりは職業人としての人生を歩みはじめたところだ。わたしと同じように感動に満ちた人生となるよう、そして健康で長生きできるよう願っている。

家族の2本目の脚は両親のデイヴィッドとドローラで、わたしに家族の大切さを教え、妹たちを与えてくれた。そして妹のオスナットとネッタは毎日わたしを励まして助言し、時差のある遠い地から限りない愛を送ってくれた。

3本目の脚は親戚の人たちだ。今ではわが家の女家長である、おばのルティ・バルジライ、義理の兄弟姉妹たち、アヤルとオルナ・バーデイヴィッド、さまざまな面でわたしを支えてくれたバーニスとジェリー・ルーベンシュタインに感謝する。また、姪や甥たちからはとても刺激を受けている。老化分野で進行中の研究から、彼らが恩恵を受けられるよう願っている。

原稿のなかで多くの同僚について触れたが、他にもこの分野でめざましい貢献をした人や、わたしの30年の研究にずっと協力してくれた人がたくさんいる。わたしの最初の師は父デイヴィッドだ。内科医、内分泌学者、部門長、医科大学学部長としての父の経験を、わたしはいつも心に留めている。父とおじのアミはイスラエルの医療の草分け的存在で、ふたりともわたしの励みとなる人たちだ。

個人的な人生と職業人生を織りなすなかで、不可欠な存在となってくれた3人の人たちに特別な感謝を捧げたい。科学とバイオテクノロジーのパートナーであり、40年以上の友人であるハッシー・コーヘン。何十年も兄弟のような人で、起業家精神を教えてくれたジョン・スターン。友人かつさまざまな仕事のパートナーであり、その研究がわたしや老化科学分野全体を鼓舞したデビッド・シンクレア。

他にも、わたしの研究人生のもっとも重要な時期に最大のチャンスを与え、リーダーとして受け入れてくれた科学者たちがいる。エディ・カーニエリ、ラルフ・デフロンゾ、ポール・ドイッチュ、アミア・ラーマン、ノーマン・フライシャー、ハリー・シャムーン、ルチアーノ・ロセッティ、ジョージ・マーティン、アラン・シュルディナー、フェリペ・シエラ、ロン・コハンスキー、ジル・クランドール、メレディス・ホーキンス、ジョン・アマトルーダ、ジェフ・ペッシン、ジョー・ヴァルギーズ、ユージン・スー、ギル・アツモンである。

アルバート・アインシュタイン医科大学は30年近くもわたしの職場であり、老化研究所の開設という、当時としては正気の沙汰ではないようなアイディアを支援してくれた。この研究所は、わたしの敬愛するパートナー、友人、共同研究者であるアンナ・マリア・クエルヴォとジャン・ヴィッジの力強いリーダーシップがなければ実現しなかっただろう。アルバート・アインシュタイン医科大学での教え子たちはわたしの知識を深めてくれた。彼らなしにわたしの研究は進まなかっただろう。

大勢の教え子たちのなかでも、とくに誇りに思っているのは、今もスーパーエイジャーの研究を進めているソフィア・ミリマンと、老化モデルでの新発見に近づいているデリック・ハフマンだ。このふたりがゼンドン・チャン、フェルナンド・マシアン、ラジャス・シン、ドンシャン・カイたちとともに研究所の未来のリーダーとなるので、今後の健康寿命については安心していいだろう。

また、研究の初期段階に資金を提供してくれた、老化・老年問題研究連盟（ＡＦＡＲ）にも大変お世話になった。ＡＦＡＲは他の模範となる非営利組織であり、老化研究に資金提供することで、治療パイプラインの開発を目指す今日の研究をリードしている。さらに、ＴＡＭＥ研究の資金提供と運用をも見据えている。ＡＦＡＲの同僚のステファニー・レーダーマンとオデット・ヴァンデル・ウィリク、そして役員たちやＡＦＡＲの職員たちに感謝したい。

ＡＦＡＲでの仕事や関わりを通して、他のリーダーたちも、老化科学のメッセージをともに世に広げ、探求の日々の友人となってくれた。スティーヴン・オスタッド、ジェイムズ・カークランド、アンジェイ・バートキー、トム・カークウッド、ジェイ・オルシャンスキー、ブライアン・ケネディ、ラファエル・デ・カーボ、ヤップ・セン・チョン、ジュディス・キャンピージ、ジョーン・マニック、ヴェラ・ゴルブノヴァ、スティーヴ・ホルヴァート、モーガン・レヴィーン、アーラン・リチャードソン、ピーター・ラビノヴィッチ、アンドレイ・グドコフ、トーマス・ランド、トニー・ウィズコレイ、ローラ・ニーダンホーファー、ポール・ロビンズ、トム・パールズ、パオラ・セバスチャーニ、ルイジ・フェルッチ、そしてアインシュタイン・ネイサン・ショックセンターや、ポール・Ｆ・グレン老化生物学研究センター、ドロット財団の他のメンバーたちである。

ＡＦＡＲによってＴＡＭＥ研究も行われたが、資金もないなか大勢の科学者たちが多くの時間を割いて取りくんでくれた。もっとも恩を感じているのは、大変な仕事を引き受けてくれたスティーヴ・クリチェフスキー、マーク・エスペランド、ジェイミー・ジャスティスと、執行委員会のメンバーであるヴァニタ・アローダ、ジョージ・クチェル、ジュディー・バーンソンだ。またＴＡＭＥ研究には14のセンターが参加していて、それぞれをすばらしいリーダーたちが率いている。トーマス・ギル、ベス・ルイス、クロディーヌ・ジョージ、マルコ・パホール、ハーミス・フローレス、アン・ニューマン、リーナ・ウィング、ラリー・アップル、カレン・マーゴリス、メアリー・マクダーモットたちだ。貴重な時間を捧げて、ＴＡＭＥ研究や他の研究の枠組みを作ってくれたことに心より感謝している。みんなの努力によってやがて老化科学の概念が証明され、何兆ドルもの医療費が節約されて、わたしたちの人生がすっかり変わることだろう。

仕事のため科学以外の分野にも足を踏み入れることになったが、おかげで新しい友人がたくさんでき、多大な影響と支援をもらった。サミ・サゴールは健康寿命をテーマとする学術研究や企業を資金援助し、その人脈にも支援するよう働きかけている。彼は若さを保つと決心していて、わたしより10歳年上だが、わたしの葬儀で追悼の辞を述べると約束した。ジム・メロンはこの分野に刺激を与えてくれる友人で、さまざまな活動のパートナーであり、彼の助言をわたしはとても重んじている。ジェイミー・メッツェルはあらゆる分野に通じる知識人であり、助言者、信じてくれる人、そしてかけがえのない親友だ。セルゲイ・ヤングとジェームズ・パイアーはTAME研究に打ち込み、豊かな知識と洞察をもたらしてくれた。アルビオン・フィッツジェラルドは類を見ないほど優秀で善良な人で、コーバー社を着実に率いてくれている。また、メフムード・カーン、デイヴィッド・セットブーン、マーク・コリンズ、トリスタン・エドワーズ、トム・カーン、ロン・カーン、ガビ・バーバッシュ、ザン・アレグザンダー、ピーター・アッティア、イリヤ・スタンブラー、ティナ・ウッズ、オーレン・ヴァネックたちとの交流のおかげで、わたしの人生はとても豊かなものになっている。

本書の執筆には、出版のプロたちが献身的に関わってくれた。この機会を与えてくれ、出版のコツを教えてくれた著作権代理人、ジャンクロウ&ネズビット・アソシエイツ社のメリッサ・フラッシュマンに、また編集面での洞察と助言を与えてくれたセント・マーティンズ・プレス社の編集者エリザベス・バイエルと、編集補佐ハンナ・フィリップスに感謝する。しかしなかでも、共著者のトニ・ロビーノと、担当編集者であるウィンドワード・リテラリー・サービス社のダグ・ワグナーに心より感謝の言葉を贈りたい。

多くの人から、どうやって本書を書いたのかと訊かれるが、それはわたしの文章を見れば、英語が母語ではないことがすぐにわかるからだ。じつはトニがわたしの話を読んだり聞いたりしたあと、本書で見られるような形に「翻訳」し、ダグが全ページをチェックしてくれたのである。このふたりがいなければ、わたしは本書の執筆をなしえなかっただろう。彼らが休むことなく働きながらも、親切で柔軟に対処してくれたおかげで、この執筆という旅路は毎日楽しいものとなったのだ。

著者

ニール・バルジライ（Nir Barzilai）

1955年生まれ。アルバート・アインシュタイン医科大学教授。同大学老化研究所設立者。ポール・F・グレン老化生物学研究センター、およびアメリカ国立衛生研究所（NIH）ネイサン・ショック・センター加齢基礎生物学部門のディレクターも務めている。専門は内分泌学。100歳を超える長寿家系を調べ、ヒトの長寿遺伝子を世界で初めて発見した。長寿研究の世界的権威として、全米老年問題研究連盟（AFAR）「アーヴィング・S・ライト賞」など数々の賞を受賞している。本書が初の一般書となる。

トニ・ロビーノ（Toni Robino）

テクニカル・ライター、編集者。自然や人類など自然科学分野を得意とし、手がけた本の多くが「ニューヨーク・タイムズ」のベストセラーリスト入りしている。Windword Literary Services LLCの共同創設者として、多くの著者の執筆サポートを行っている。

訳者

牛原眞弓（Mayumi Ushihara）

神戸大学文学部卒業。ロシア文学と英米文学を学ぶ。訳書に『レスター先生の生徒たち』（未知谷）、『ジェームズ・クリアー式——複利で伸びる1つの習慣』（パンローリング）、『英語で読む——そして誰もいなくなった』（IBCパブリッシング）、『アナと雪の女王　エルサとアナ　真実の物語』（学研プラス）などがある。

装丁＋本文デザイン　Keishodo Graphics
校正　麦秋アートセンター

翻訳協力　リベル

SuperAgers

スーパーエイジャー

老化《ろうか》は治療《ちりょう》できる

2021年6月28日　初版発行

著　者　ニール・バルジライ、トニ・ロビーノ

訳　者　牛原眞弓

発行者　小林圭太

発行所　株式会社CCCメディアハウス

〒141-8205　東京都品川区上大崎3丁目1番1号

電話　販売　03-5436-5721

編集　03-5436-5735

http://books.cccmh.co.jp

印刷・製本　株式会社新藤慶昌堂

ISBN978-4-484-21107-7